在宅医療の技とこころ

在宅医療の
排尿管理と排泄ケア

地域医療振興協会シティ・タワー診療所　**島﨑　亮司**　編
高齢生活研究所/排泄用具の情報館むつき庵　**浜田きよ子**

南山堂

執筆者一覧

島﨑　亮司　　地域医療振興協会シティ・タワー診療所
浜田きよ子　　高齢生活研究所／排泄用具の情報館むつき庵
熊井　利將　　社会福祉法人つわぶき会
小川　隆敏　　医療法人恵友会恵友病院泌尿器科
岡　　裕也　　地域医療振興協会揖斐川町春日診療所
斎藤　恵介　　順天堂大学医学部附属静岡病院泌尿器科
市川　晋一　　仙北市西明寺診療所
神山　剛一　　医療法人社団俊和会寺田病院
小林　貴代　　森ノ宮医療大学保健医療学部作業療法学科
堺谷　珠乃　　（有）悠豊 ミニむつき庵 神戸ゆうほう
高橋　文江　　医療法人社団若鮎北島病院リハビリテーション部
北川　智美　　彦根市立病院看護部
西村　優子　　社会福祉法人グループリガーレ本部人材・開発研究センター

（執筆順）

シリーズ監修　和田　忠志　　いらはら診療所

シリーズ「在宅医療の技とこころ」に寄せて

いらはら診療所　和田忠志

　このたび，南山堂より，シリーズ「在宅医療の技とこころ」が発刊されることになりました．わが国において，超高齢社会の到来とともに，在宅医療や緩和ケアを身につけた医師が必要であることが広く認識されています．この社会背景の中で，本シリーズが出版されることは，非常に時機を得たものと思います．

　本シリーズは，どこまでも「在宅医療を実践する立場」で，わが国の実践者の中でも，特にすぐれた活動を行っている方々に，各巻の編集を依頼いたしました．そして，編集の先生方には，現場に即した「実践の智」を読者の方々に伝えられるような本作りをお願いしました．また，各巻のテーマについても，在宅医療で遭遇する頻度が高く，かつ，重要な問題に重点を置いてテーマを選びました．これから在宅医療を始めようとする方にも，すでに在宅医療をされている方にも，また，在宅医療に関心のある臨床研修医の方にも，使っていただけるシリーズであると信じます．

　このシリーズが，わが国の在宅医療の推進に少しでも役に立てれば，という願いをこめて，世に送りだしたいと思います．

まえがき

　排泄トラブルで困っている在宅患者さんのために何かできることがないか？
　これは私が 10 数年前に思ったことです．その当時，在宅医療を始めたばかりの私はこの問題に対して様々な書籍を購入しました．しかし泌尿器系の書籍では尿失禁について病院でできる検査や治療について詳細に語られるだけで，在宅医療の現場で適用するには難しいものばかりでした．その後看護系の書籍を通読しているとおむつの使い方の記事を読みました．この時私には「尿漏れがあるならおむつの使用法を見直せば解決する」という安易な発想しかありませんでした．これは「熱があるなら解熱薬を使う」というレベルの発想です．熱の時には患者さんの状態，既往歴，今まで使用した薬など様々なことを考えるのに，排泄トラブルの時には思考停止していたのです．その後おむつフィッター研修や実践を重ねるうちに，排泄トラブルを解決するには，医学的な知識とともに介護の知識など様々な面からのアプローチが必要なことを学びました（図 1-1 参照）．本書はその視点を学べるように前半では医療面を，後半はケアの面を紹介しました．

　在宅医療では食べることは生きることに直結する大事な項目です．そして排泄は「ひとの尊厳」を保つために重要な項目です．とかく医療者は「排泄トラブルは介護の問題」とみなしてしまう傾向にありますが，本書を手に取っていただけた読者の皆さんはその第一歩を乗り越え，私が以前抱いた疑問に真摯に取り組みたいと思った方であると思います．本書はそのような方に対して，医師であれば普段聞きなれない介護の部分を，看護・介護職であれば医療と生活の両面について知識を得られる構成としました．

　この書籍を通じて一人でも多くの方が排泄トラブルに真摯に取り組み，在宅患者さんが生きること，その尊厳が尊重される在宅生活につながることを祈念します．

　最後になりましたが共同編者として難しい作業に尽力いただいた浜田先生，編集にあたりご協力いただいた南山堂佃さん，伊藤さんにはこの場を借りてお礼を申し上げます．

　2018 年 3 月

島﨑亮司

目　次

Ⅰ　はじめに …………………………………………………………… 1

1　在宅医療こそ生きるを支える排泄ケアを
**　―衣・食・住・医から考える―**〔島﨑亮司，浜田きよ子〕 ………… 2
　A　排泄ケアには医療的側面と生活的側面が必要 …………………… 2
　B　在宅医療の目的とアプローチ ……………………………………… 3
　C　在宅医療が尿路管理・排泄ケアに優位な理由 …………………… 4
2．在宅の事例から〔熊井利將〕 …………………………………………… 6

Ⅱ　排泄管理に関する知識と技術 …………………… 19

3　在宅医療で遭遇する尿路管理・排泄トラブル〔島﨑亮司〕 ………… 20
　A　尿路管理・排泄管理の現状 ………………………………………… 20
　　1．不用意な排泄介入 ……………………………………………… 20
　　2．無対応による弊害 ……………………………………………… 22
　　3．全身・生活をみる視点の欠如 ………………………………… 24
　B　排泄の意思尊重と介護負担 ………………………………………… 24
　　1．排泄に関わる本人の負担 ……………………………………… 24
　　2．排尿トラブルに対する家族の負担 …………………………… 25
　C　在宅医療でみるべきポイント ……………………………………… 25
　　1．残尿測定と腎泌尿器疾患の観察 ……………………………… 25
　　2．食事摂取量，水分摂取量の確認 ……………………………… 26
　　3．排尿量，排便状況の確認 ……………………………………… 26
　　4．服薬状況の確認 ………………………………………………… 27
　　5．身体機能の評価 ………………………………………………… 27
　　6．室内環境の評価 ………………………………………………… 28
　　7．現行の排泄管理が正しいかどうか見直す姿勢 …………… 28
　D　尿路排泄管理の効果 ………………………………………………… 28

4　尿カテーテルの基礎と管理〔小川隆敏〕 ……………………………… 30
　A　尿カテーテルの種類と特性 ………………………………………… 30
　B　長期尿道留置カテーテル …………………………………………… 30
　C　尿カテーテルの交換頻度や操作方法 ……………………………… 32
　D　尿カテーテルのトラブル …………………………………………… 33
　　1．挿入困難 ………………………………………………………… 33

2．抜去困難································· 34
　　3．尿の横漏れ······························ 34
　E　カテーテルの必要性，抜去方法·············· 35
　F　自己導尿の方法，適用···················· 35

5　腎瘻の基礎と管理〔岡　裕也〕················ 39
　A　腎瘻の基本事項························· 39
　　1．適　用······························ 39
　　2．カテーテルの種類と使い分け·············· 41
　B　在宅医療での管理方法···················· 42
　　1．清潔保持···························· 42
　　2．抜けないために実施しておくこと··········· 43
　　3．管理する時のポイント·················· 44
　C　トラブル時の対応······················ 45
　　1．抜去時····························· 45
　　2．閉塞時····························· 46
　　3．感　染····························· 46
　　4．瘻孔からの漏れ······················ 46

6　膀胱瘻の基礎と管理〔岡　裕也〕··············· 48
　A　膀胱瘻の基本事項······················ 48
　　1．適　用······························ 48
　　2．カテーテルの種類と使い分け·············· 49
　B　在宅医療での管理方法···················· 50
　　1．清潔保持···························· 50
　　2．抜けないために実施しておくこと··········· 51
　　3．管理する時のポイント·················· 51
　C　トラブル時の対応······················ 52
　　1．抜去時····························· 52
　　2．閉塞時····························· 53
　　3．感　染····························· 53
　　4．瘻孔からの漏れ······················ 54

7　在宅における排泄困難・尿閉管理〔斎藤恵介〕········ 56
　A　排尿機能とその経時的変化················· 56
　　1．正常排尿機能と加齢による排尿機能変化······· 57
　　2．高齢者排尿の特徴····················· 58
　B　前立腺肥大症························· 58
　C　過活動膀胱··························· 60

vii

D	神経因性膀胱	61
E	尿閉管理	61
F	在宅排尿管理の新しい試み	65

8 在宅医療における夜間頻尿への対策〔小川隆敏〕 … 68

A	夜間頻尿の基礎	68
	1．多　尿	70
	2．膀胱容量減少	71
	3．残　尿	72
	4．不　眠	73
B	夜間頻尿の検査・アセスメント	73
	1．トイレについていく	73
	2．排尿日誌	74
	3．尿をみる	75
	4．身体に触れる	76
	5．血液検査，尿細胞診	77
C	夜間頻尿の治療（生活指導と薬物治療）	78
	1．基礎疾患がないか	79
	2．薬物・生活習慣を聞き出す	79
	3．過活動膀胱，前立腺肥大症，低活動膀胱の薬物療法	79
	4．不眠対策	79
	5．専門医紹介	80
D	在宅医療だからできる対応（多職種連携）	80

9 在宅における尿路感染症〔斎藤恵介〕 … 82

A	高齢者で生じやすい尿路感染症	82
B	在宅における尿路感染症治療	84
	1．尿路感染症の分離菌と病態	86
	2．膀胱炎	86
	3．腎盂腎炎	87
	4．尿路原生敗血症（ウロセプシス）	88
	5．カテーテル関連尿路感染症	89
C	重症化した尿路感染症に対する外科的処置	89
D	在宅における尿路感染症予防法	89
E	在宅医療における尿路感染症の現状	90

10 悪性腫瘍の尿路管理〔岡　裕也〕 … 94

A	腎癌における在宅医療	94
	1．腎癌について	94

2．在宅医が担う腎癌治療に伴う副作用対策·······························96
3．尿路管理について···97
B　膀胱癌における在宅医療·······································98
1．膀胱癌について···98
2．在宅医が担う膀胱癌治療に伴う副作用対策·······················98
3．尿路変向と尿路管理について·····································100
C　前立腺癌における在宅医療···································101
1．前立腺癌について···101
2．在宅医が担う前立腺癌治療に伴う副作用対策···················102
3．尿路管理について···103
D　その他の悪性腫瘍に伴う尿路管理···························104
1．大腸癌···104
2．婦人科癌···104
3．悪性腫瘍に伴う腎後性腎不全·····································105
4．がん治療の合併症によるもの·····································106

11　在宅医療における終末期患者の排泄管理〔島﨑亮司〕·····················108
A　終末期にみられる泌尿器症状································108
1．上部尿路閉塞···108
2．血　尿···110
3．下部尿路症状（排尿症状，蓄尿症状）·····························112
4．身体機能低下による排泄困難·····································112
B　終末期の排泄に対する支援····································112
1．身体症状への対応···113
2．排泄環境整備···113
3．おむつの使用···114
4．清潔間欠導尿，尿道留置カテーテルの使用·······················114
C　終末期患者における意思尊重································114
1．望ましい死について理解する·····································115
2．医療倫理の四分割法を活用する···································116
3．共通の理解基盤を見出す···116

12　在宅医療における薬と排泄管理〔市川晋一〕·····················119
A　在宅で遭遇しやすい疾患と尿路に関わる薬···················119
1．悪性腫瘍終末期···119
2．心血管系疾患···119
3．呼吸器疾患···121
4．神経・精神疾患···121
5．脳血管障害···122

ix

6．認知症······························122
　　　7．消化器疾患·····················122
　　B　主な疾患の薬物療法·················122
　　　1．前立腺肥大症·····················122
　　　2．過活動膀胱·····················124
　　　3．その他の薬剤·····················127
　　C　在宅だからできるポリファーマシー対策················127

13　在宅医療における排便ケア〔神山剛一〕·············130
　　A　排便の成り立ち·····················130
　　B　なぜブリストルスケールが重要か·············131
　　C　排便管理における下剤の位置付け·············133
　　D　下剤の効果と便の性状·················133
　　E　チャートを用いたブリストルスケールの使い方········133
　　F　下剤投与をどこまで待てるか···············137
　　G　下痢に対するアプローチと対処法·············137
　　H　食事や経管栄養の工夫·················139
　　I　優しい摘便のコツ·····················139

14　尿路管理と多職種連携〔島﨑亮司〕·············141
　　A　**訪問看護師・訪問リハビリテーションとの連携**·······142
　　　1．尿路カテーテルの管理·················143
　　　2．清潔間欠導尿の指導管理···············143
　　　3．排尿状況のチェック·················143
　　　4．飲水・食事量のチェック···············143
　　　5．ADL のチェック·····················144
　　　6．排泄がより快適になるための支援···········144
　　B　**薬剤師との連携**·····················144
　　　1．内服状況の確認・薬の相互作用のチェック·······144
　　　2．水分・食事支援·····················145
　　　3．排泄用具の提供·····················145
　　C　**介護職との連携**·····················145
　　　1．介護支援専門員·····················145
　　　2．訪問介護員·······················146
　　　3．福祉用具専門相談員・福祉用具プランナー·······146
　　D　**地域の泌尿器科医との連携**···············146
　　　1．連携の意義·······················146
　　　2．連携方法·························147
　　E　**病院泌尿器科との連携**·················147

F　排泄ケアの専門職……………………………………………148

Ⅲ　排泄ケアに関する知識と技術 ………………………151

15　いのちを守る医療とケア〔浜田きよ子〕……………………152
　　A　なぜこの患者はおむつ使用なのか………………………152
　　B　適切な福祉用具の選択…………………………………153
　　C　おむつは姿勢や動作に大きく影響するモノ………………154
　　D　回復につながる心地よい身体…………………………156
　　E　事例から考察した医療と介護…………………………156

16　排泄を助ける環境作り
　　　　―居室ベッド周りを中心とした排泄ケア―〔小林貴代〕……………161
　　A　本人および家族や支援者全ての生活環境を整える………………161
　　　　1．本人の自立を促すために………………………………162
　　　　2．介護負担を軽減するために……………………………162
　　B　ベッドを中心とした排泄ケアにおける姿勢・移乗・移動動作と
　　　　福祉用具………………………………………………162
　　C　排泄ケアに関わる用具…………………………………164
　　　　1．ベッド……………………………………………164
　　　　2．マットレス………………………………………166
　　　　3．介助バー…………………………………………167
　　　　4．手すり……………………………………………167
　　　　5．ポータブルトイレ………………………………167
　　　　6．リフト，スリング，ボード，シート……………………168
　　　　7．居室内レイアウト，ベッドの配置，寝具………………169

17　ベッド上での排泄〔堺谷珠乃〕……………………………173
　　A　尿　器………………………………………………173
　　B　採尿器………………………………………………174
　　C　差し込み便器………………………………………175
　　D　自動採尿器…………………………………………176
　　E　自動排泄処理装置…………………………………177
　　F　導　尿………………………………………………178
　　G　その他留意すべきポイント…………………………179
　　　　1．臭　気……………………………………………179
　　　　2．視　線……………………………………………179
　　　　3．姿　勢……………………………………………179
　　　　4．寝返り……………………………………………180

5．気持ち‥‥‥‥‥‥‥‥‥‥‥‥‥‥‥‥‥‥‥‥‥‥‥‥‥‥‥‥‥‥180

18　おむつの選択や適切なあて方は患者の身体を大きく変える〔高橋文江〕
　‥‥‥‥‥‥‥‥‥‥‥‥‥‥‥‥‥‥‥‥‥‥‥‥‥‥‥‥‥‥‥‥‥182

A　杜撰なおむつ使用が身体を損なう‥‥‥‥‥‥‥‥‥‥‥‥‥‥‥‥182
1．おむつの重ね使いが「姿勢の崩れ」を引き起こす‥‥‥‥‥‥‥183
2．股関節を覆う間違ったおむつのあて方が「股関節の動きを妨げ」
「寝返りや起き上がりを困難」にさせる‥‥‥‥‥‥‥‥‥‥‥‥183
3．おむつの使用と尿パッドの重ね使いによる蒸れが
「皮膚の耐性」を低下させる‥‥‥‥‥‥‥‥‥‥‥‥‥‥‥‥‥184
4．間違った介助で「皮膚に圧とずれ」が生じる‥‥‥‥‥‥‥‥‥185
B　「尿漏れを起こさない」「姿勢を崩さない」「動きを制限しない」
「褥瘡につながらない」おむつの選択‥‥‥‥‥‥‥‥‥‥‥‥185
1．おむつの種類と選択の基本‥‥‥‥‥‥‥‥‥‥‥‥‥‥‥‥‥185
2．尿漏れを起こさず「姿勢を崩さない」「動きを制限しない」
「褥瘡につながらない」おむつのあて方‥‥‥‥‥‥‥‥‥‥‥190
3．排泄ケアの基盤となる身体づくり‥‥‥‥‥‥‥‥‥‥‥‥‥‥191

19　おむつと皮膚トラブル—そのためのスキンケア—〔北川智美〕‥‥‥193
A　皮膚トラブルは発見が大切‥‥‥‥‥‥‥‥‥‥‥‥‥‥‥‥‥‥193
1．尿失禁のある患者‥‥‥‥‥‥‥‥‥‥‥‥‥‥‥‥‥‥‥‥‥193
2．便失禁のある患者‥‥‥‥‥‥‥‥‥‥‥‥‥‥‥‥‥‥‥‥‥196
B　間違った陰部洗浄が皮膚障害を招く‥‥‥‥‥‥‥‥‥‥‥‥‥‥196
C　在宅介助とスキンケア‥‥‥‥‥‥‥‥‥‥‥‥‥‥‥‥‥‥‥‥198
1．自己ケア：セルフケア指導‥‥‥‥‥‥‥‥‥‥‥‥‥‥‥‥‥198
2．介護を受けている人のスキンケア‥‥‥‥‥‥‥‥‥‥‥‥‥‥199

20　認知症の方への排泄ケア〔西村優子〕‥‥‥‥‥‥‥‥‥‥‥‥‥‥203
事例1　脳血管認知症
下着の上げ下げがうまくできず失禁と捉えられていたFさん‥‥‥204
事例2　アルツハイマー型認知症
汚れた紙パンツを脱いで回っている洗濯機に入れる‥‥‥‥‥‥208
事例3　前頭側頭葉型認知症　　排泄行為を繰り返し終わらない‥‥‥‥210
事例4　レビー小体型認知症
トイレから何か出てくるので失禁につながってしまう‥‥‥‥‥212

あとがき‥‥‥‥‥‥‥‥‥‥‥‥‥‥‥‥‥‥‥‥‥‥‥‥‥‥‥‥‥‥217
索引‥‥‥‥‥‥‥‥‥‥‥‥‥‥‥‥‥‥‥‥‥‥‥‥‥‥‥‥‥‥‥218

I

はじめに

在宅医療こそ生きるを支える排泄ケアを
—衣・食・住・医から考える—

A 排泄ケアには医療的側面と生活的側面が必要

「尿の回数が多くて困っています．先生なんとかなりませんか？」

在宅医療を行っていると，このような質問を介護している家族，もしくは医療介護スタッフから投げかけられる時がある．例えば心不全の患者であれば利尿薬が投与されることがあり尿回数は増えるであろう．また，高齢になれば膀胱機能の低下から蓄尿量も減り頻尿になることもある．そのような時に医療者としてどこまで向き合っているだろうか？

医療的な側面から考えると排尿障害があるのか？蓄尿障害があるのか？尿路感染症の合併は？といったアセスメントが必要である．さらに薬剤の影響はないか？余分な処方がされていないか？といった現在行っている診療の見直しも必要となる．また，生活的な側面から考えると飲水量や食事量の情報収集，排泄方法の情報収集（トイレで排泄するのか？おむつで排泄するのか？など），使っている排泄用具は何か？尿の回数が多いのはどの時間帯なのか？といったアセスメントが必要である．

この両者を考えずに「頻尿があるから排尿回数を減らすといわれている薬を投与する」といった対応をしていないだろうか？もしくは医療的な側面しか考えず，患者の状態が安定していれば排尿回数が多くても問題ないと判断し，それ以上考えることをやめてしまっていないだろうか？例えば下記の事例であれば読者の皆さんならどのようにアプローチするだろうか？

> **事例** 84歳女性　脳梗塞後遺症（左片麻痺）心不全　心房細動　尿道留置カテーテル挿入（退院時から挿入されていた）状態
>
> 心不全に対して利尿薬が投与されているため1日1,500 mL以上の尿量があり，かつ脳梗塞による左片麻痺のため排泄行為がスムーズに行えな

I

はじめに

1

在宅医療こそ生きるを支える排泄ケアを
―衣・食・住・医から考える―

A　排泄ケアには医療的側面と生活的側面が必要

「尿の回数が多くて困っています．先生なんとかなりませんか？」

在宅医療を行っていると，このような質問を介護している家族，もしくは医療介護スタッフから投げかけられる時がある．例えば心不全の患者であれば利尿薬が投与されることがあり尿回数は増えるであろう．また，高齢になれば膀胱機能の低下から蓄尿量も減り頻尿になることもある．そのような時に医療者としてどこまで向き合っているだろうか？

医療的な側面から考えると排尿障害があるのか？蓄尿障害があるのか？尿路感染症の合併は？といったアセスメントが必要である．さらに薬剤の影響はないか？余分な処方がされていないか？といった現在行っている診療の見直しも必要となる．また，生活的な側面から考えると飲水量や食事量の情報収集，排泄方法の情報収集（トイレで排泄するのか？おむつで排泄するのか？など），使っている排泄用具は何か？尿の回数が多いのはどの時間帯なのか？といったアセスメントが必要である．

この両者を考えずに「頻尿があるから排尿回数を減らすといわれている薬を投与する」といった対応をしていないだろうか？もしくは医療的な側面しか考えず，患者の状態が安定していれば排尿回数が多くても問題ないと判断し，それ以上考えることをやめてしまっていないだろうか？例えば下記の事例であれば読者の皆さんならどのようにアプローチするだろうか？

> **事例**　84歳女性　脳梗塞後遺症（左片麻痺）心不全　心房細動　尿道留置カテーテル挿入（退院時から挿入されていた）状態
>
> 心不全に対して利尿薬が投与されているため1日1,500 mL以上の尿量があり，かつ脳梗塞による左片麻痺のため排泄行為がスムーズに行えな

い状態である．尿閉の既往はない．心不全悪化による入院中に尿量が多くおむつ交換による身体負荷(誰の？本人？介護者？)のため尿道留置カテーテルが使用され，以後在宅で尿道留置カテーテルを継続して使用している．現在は心不全が安定している状態である．しかし本人は尿道留置カテーテルの不快感を訴え，抜去しポータブルトイレでの排泄を希望している．

B 在宅医療の目的とアプローチ

在宅医療の目的は「患者宅における適切な医療提供を通じて，可能な限り患者の精神的・肉体的な自立を支援し，患者とその家族のQOL（生活の質）の向上を図ること」[1] とある．そのため在宅医療では病気を治癒するための視点だけではなく，生活を支える視点が必要となる[2]．これまで病院中心で行われてきた問題志向型[3] の医療とは異なり目的志向型のアプローチが在宅医療では必要となる（**表1-1**）．

先ほどの事例にあてはめると，心不全の安定が図れれば治療としてのゴールが到達されており問題はない状態となり，尿道留置カテーテルの挿入は治療上

表1-1　問題志向型と目的志向型のアプローチ

	問題志向型	目的志向型
健康の定義	医師が判断して病気がないこと	個人が判断して量・質ともに充実した人生であること
目的	疾病の根絶 死の回避	個人の健康能力を最大限に高める
基本となる方法	診断のプロセス 特別な治療 患者教育	保健目的の定義 戦略の決断と道具
達成度の測定	正確な診断・的確な治療 疾病の根絶 死の回避	個人の目的達成
達成度の判定者	医師	患者
必要とされる情報	病歴・身体所見・臨床検査結果	病歴・身体所見・臨床検査結果 価値観と能力 興味と希望

I ● はじめに

必要な手段であると判断されかねない．しかし在宅医療の目的から考えると尿道留置カテーテルが挿入されたまま心不全が安定していても，本人が苦痛を感じ排泄を自立したいと思っているのであればゴールには到達していないと考えることができる．

在宅医療を担う医療スタッフは医療と生活を両面から考えることに慣れている．そのため尿路管理・排泄ケアに対しても目的志向型のアプローチをスムーズに実践できる土壌があると考える．

 在宅医療が尿路管理・排泄ケアに優位な理由

在宅医療では尿路管理・排泄ケアにおいて病院よりも優位な点がいくつも存在する．もちろん病院ほど専門的な検査はできないし，泌尿器科専門医へのコンサルテーションも病院ほど簡単にはできない．しかし尿路管理・排泄ケアにおいては，生活をみる・生活から考える，という視点が非常に重要であり，その判断材料が在宅医療ではたくさん見えてくる（図 1-1）．

先ほどの事例にあてはめると，生活リズムや 1 日尿量，飲水摂取量は訪問介護や訪問看護の記録があるため在宅患者の方が外来患者より把握しやすい．自室でのポータブルトイレ移動も現場を見ることでベッドの高さ，ポータブルトイレの高さ，手すりの位置などを確認でき，的確なアドバイスがしやすくなる．尿道留置カテーテルを抜去した場合どのように生活するかをイメージすることで，カテーテル抜去に対して患者自身も，そして医療者も自信がつき対応が可能となる．

医療者として，尿路管理という面で医学的知識や技術が必要である．そのため本書では尿路トラブルに対する医学的な内容を前半部分で紹介する．そして生活をみる・その人全体をみる，という在宅医療独自の視点を後半部分で紹介する．排泄トラブルはまさに医と衣食住が融合した視点で取り組まなければ解決しない課題である．「尿の回数が多い」という課題を切り口に，排泄の問題だけでなく生活全体を見直すことで，その人がその人らしく生きるための支援につながることになる（2 章参照）．上記の事例であれば尿道留置カテーテルを抜く，という課題を克服するために，膀胱機能や薬剤の整理はもちろん，座ること・ポータブルトイレに移乗すること，そして食事を食べやすい姿勢で必

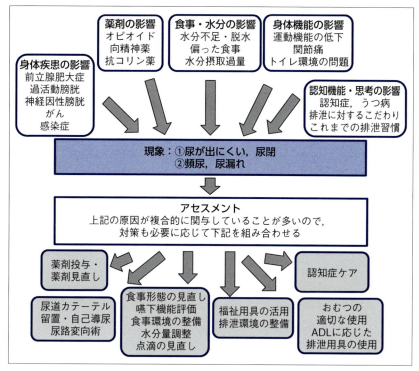

図 1-1　在宅医療における尿路管理・排泄ケアの視点
在宅医療では身体疾患の影響以外にも，食事水分摂取の影響，身体機能の影響，認知機能に対して包括的にアプローチしやすい

要量食べることなど生活全体の改善を図ることが必要となる．その支援を通して必然的にその人がその人らしく暮らせることにつながっていく．在宅医療での尿路管理・排泄ケアとはまさにその人の暮らし・QOL を向上するための医療・ケアなのである．

文　献

1) 厚生労働省：21世紀初頭に向けての在宅医療について
http://www1.mhlw.go.jp/houdou/0906/h0627-3.html
2) 川越正平：訪問診療の実際とその意義. 在宅医療バイブル, 川越正平　編, p.8-12, 日本医事新報社, 2014.
3) 前沢政次：心ある在宅医療. 在宅医学　第1版, 日本在宅医学会テキスト編集委員会　編, p.14-17, メディカルレビュー社, 2008.

〔島﨑亮司, 浜田きよ子〕

在宅の事例から

2

　排泄トラブルに対してアセスメントを丁寧に行い，対応を考えたことで患者の状態がよりよく変わり，寝たきり状態から端座位が，さらに排便はポータブルトイレの使用が可能となり，そのことにより介護に自信がついた例を紹介する（個人情報が特定されないように内容を変更している）．

事例　梅村　千枝子（仮名）さん　76歳の女性

　担当ケアマネジャーより，介護している家族がおむつから尿が漏れて困っているとの相談があり本人・家族，ケアマネジャーからアセスメントを行った．本人の状況についてはアセスメントシート（**表2-1**）[1] を参照．

困りごと

　介護している息子夫婦が，母親がおむつを触って外してしまい尿が漏れて困っている．

希　望

本人　認知機能の低下はあるが話はできる．しかし「世話になりたくない」という思いが強く，いろいろな提案を受け入れにくい．

家族　母がおむつを触って外れて尿が漏れて困るので，おむつの選び方や正しい使い方を教えてほしい．

　本人の希望は確認しにくいが，家族の希望は母がおむつを触って外してしまい，尿が漏れて困るのでおむつの選び方と使い方を教えてほしいとなっている．ここで考えるのは，この家族の希望はどこから来ているかである．そこで家族の思いを次のように整理してみる．

　母がおむつをはずしてしまう→おむつの使い方や選び方を教えてほしい

　家族は母がおむつを外してしまうから困っているため，対応としてはおむつを触る原因を考えていく必要がある．

アセスメントシートを確認

痒み　あり　おむつの中に手を入れて掻いている

6

赤み　あり　鼠径部から肛門のあたり

スキンケア　なし

→おむつを触るのは鼠径部や肛門付近に痒みがあるためと考えられる.

排便はおむつ交換の時にブリストルスケール6～7の便が付着していることがある.

便秘気味

大腸刺激性下剤センノシド（プルゼニド®）　2～3日に1回服用

→大腸刺激性の下剤を服用しているが，おむつ交換の時におむつに便が付着していることがある．排便はあるが少量の便であるため，直腸の状況の確認が必要である．また，その改善とともに対策を考えることが必要であることがわかる.

　まとめると次のようになる.

便秘気味→大腸刺激性下剤を服用→日に2回程度おむつに便が付着する→鼠径部や肛門付近に赤みがある→痒みがありおむつを触る→おむつから尿が漏れるから困る→おむつの使い方や選び方を教えてほしい

　本人がおむつを触るのはおむつに付着している便による痒みのためであると考えると，さらにその原因となっている便秘の原因と対策をアセスメントシートから考えてみることができる.

アセスメントシートを確認

日中の過ごし方　1日中ベッドで横になって過ごす

入浴　清拭しているが入浴はできていない

食事の場所　ベッド上

食事内容　ミキサー食

摂取量　少

嚥下　食べにくそう

排泄の場所　おむつ

→上記から便秘の原因を次のような仮説を立てて考えてみる.

①食べにくそうであり，食事量が減少している

②身体を動かすことが少ないし，入浴もしていない

③ベッド上で排便を行っている

　この①～③の原因に対して対応を考える.

①食べにくそうであり，食事量が減少している

ベッド上で背もたれを上げた状態で食事をすると嚥下しにくい姿勢になっている．

ミキサー食では食べ物の種類がわかりにくいため食欲がわかない．

→対応

・エアーマットレスでの端座位では姿勢が安定しないため，座位をとりやすくするために体圧分散効果のあるウレタンマットレスに変更する．

・おむつが濡れていると姿勢を崩しやすくなるため，座位になる前におむつの確認と交換を行う．

・端座位になってもらうための介助方法と福祉用具を検討する．

・今までは仰臥位で過ごすことが多かったことから，座位になった時の血圧の低下などの症状に注意が必要になるため，訪問看護を利用し体調の確認をしていく．

・姿勢が変わることで飲み込みのしやすさが変わるため，ミキサー食ではなく，本人が好きなものを中心に刻んだ食事に変更する．

・食べにくさが嚥下機能の低下によるものかどうかの確認が必要である．

②身体を動かすことが少ないし，入浴もしていない

ベッド上で過ごしているため運動をする機会が少ない．

家族介護では家での入浴は難しい．

→対応

・デイサービスを利用して運動の機会を作り，入浴を行う．

・アセスメントシートの情報を確認すると，兄妹の中で母親代わりをしてきた人であり，鍼灸院も開業して切り盛りしていたことや，体裁や世間体を気にすることがわかる．このため大規模なデイサービスではなく，梅村さんの生活歴を考慮した対応の可能な小規模なデイサービスの方が好ましいと考えられる．

③ベッド上で排便を行っている

2～3日に1回程度，大腸刺激性下剤を使用している．

ベッド上で過ごしているためトイレまで移動できていない．

仰臥位で排便を行っているため排便に適した姿勢がとれていない．

→対応

2 ● 在宅の事例から

・ポータブルトイレを活用してみる.
・移乗をスムースに行えるように福祉用具の活用を検討する.
・介助のしやすさを考えておむつの種類を検討する.
・便秘の種類の確認が必要であり，それに応じた対策を検討する.

　上記内容をケアマネジャーに伝え，梅村さんおよび家族とケアマネジャー，看護師，デイサービススタッフ，福祉用具専門相談員，おむつフィッターでカンファレンスを行い，次のように対応していくこととなる.
・エアーマットレスを体圧分散効果のあるウレタンマットレスに変更する.
・移乗のしやすさを考えてアームサポートが跳ね上がるタイプのポータブルトイレを購入する.
・本人の状態に合わせることができる車いすを利用する.
・端座位で食事をする時に食べやすい高さに合わせることができるように，サイドテーブルを用意する.
・食事内容をうどんなどの柔らかいものを中心にして刻み食に変更する.また，少しでも食事を食べてもらえるように本人が好きな早なれ寿司*を用意する.
・食事の時にむせることがないか確認をする.
・体調管理と排便のリズムを考えて訪問看護を週2回，朝食後の9：00から利用する.
・入浴と活動のために，小規模で家庭的なデイサービスを週2回利用する.
・デイサービスではお世話を受けるだけでなく，何か役割をもってもらえるようにする.
・通気性と排泄介助のしやすさを考えて，排泄アウター（尿パッドを固定するもの）をテープ止め紙おむつから布のホルダーパンツに変更する.
・下剤の使用について訪問看護師から状況を確認した上で，使用の頻度や内容について主治医に相談して対応を検討する.
・ブリストルスケールと排便のメカニズムについて家族に説明を行う.また，排泄ケアの目標として

＊和歌山の郷土料理の1つで，いわゆるさば寿司

9

短期目標　端座位で食事ができるようになる.
長期目標　ベッドから離れて過ごす時間が増える.
を設定した.

取り組みの経過

初日

　体調の変化にも対応できるよう，訪問看護の利用時間にベッドから下肢を下ろしてサイドテーブルを活用し端座位にて食事を始めるが，血圧の低下があり中止する. また，食事姿勢を確認するとベッド上で食べていた時よりも嚥下しやすい姿勢になっていたため，食事内容もミキサー食ではなく，うどんなどの柔らかいものを中心に形のわかる程度の大きさに刻んだものにして本人が好きな早なれ寿司も用意したところ，むせることがなく今までよりたくさんの量を食べた上に早なれ寿司はお替わりもした.

2日目

　デイサービスの利用が始まる. 初日であったため車いすで座っている時間を短めにしてもらう. また，入浴も長時間の利用は避けて様子を見てもらう. 体調変化等は特にない.

3日目

　朝食後に訪問看護の時間にポータブルトイレへ移乗を行い，併せて腹部マッサージも行う. 看護師が確認すると直腸に便塊があり摘便を行うとブリストルスケール1の便が出た. 血圧の低下もなかったため，主治医に相談し，下剤をセンノシドから酸化マグネシウムに変更し，今後は訪問時にスキンケアと便の確認を行い，必要に応じて摘便を行うこととなった.

5日目

　おむつに便の付着はなく，おむつを触ることが少なくなる.

　昨日まで排便がなかったが朝にブリストルスケール5〜6の便が出る.

10日目

　おむつを触ることがなくなる. 朝食後に家族が介助してポータブルトイレへの移乗を行う. するとブリストルスケール4の排便があった. 各関係者で情報を共有する. また，この日から日中もできるだけベッド上で座位をとって過ごすようにしていく.

15日目

デイサービスで入浴したあと，トイレに行くと本人より訴えがあり，便座に座ってもらったところブリストルスケール4の排便があった．10日目と併せて考えてみると，直腸に溜まっていた便塊の横からの下痢便がなくなったと考えられる．

18日目

蒸れなどの対策のためテープ止め紙おむつから布製のホルダーパンツへの変更を提案するが，本人も家族も布製のホルダーの使用に不安があるため，デイサービスの利用時や訪問看護の利用時に併せて使用して様子をみることとなる．

1か月目

日中は家族の介助により車いすで過ごす時間を増やして，食事は家族と一緒にテーブルで食べる機会が増える．この頃より本人の表情が明るくなり，今まで少なかった会話が増えるようになった．排便については4～5日に1回，朝食後に出ることが多くなった．また，デイサービスの利用時も車いすいすで過ごす時間が長くなり，レクリエーションに参加することが増えたり，デイサービスで使っている洗濯物をたたんだりすることもあった．

それから1か月ほどして体調が急変し，心不全で亡くなる．

今回の事例のように排泄ケアは本人や家族の希望や目の前で起こっている状況だけでなく，原因になっていることを考えることが重要である．はじめに相談を受けた内容は「おむつを触って外れて尿が漏れて困るので，おむつの選び方や正しい使い方を教えてほしい」であるが，そのまま対応してしまうと，おむつの使い方や選び方で終わってしまう可能性があった．

しかし前述のとおり，大切なことは原因を考えて仮説を立ててみることである．今回の梅村さんのおむつを触って外してしまう原因は，食事摂取量の少なさと運動量の減少で便秘になり，その改善のために大腸刺激性下剤を使用するが，直腸に便塊があり，溢流性便失禁になり，そのことで鼠径部や肛門付近に痒みが出ているためであると仮説を立てて，それに対して食事内容や排泄のタイミング，排泄姿勢などと併せて看護師による直腸に便があるかの確認，家や

I ● はじめに

デイサービスで活動する時間を増やすことなどの対策を考えて対応を行った.

　本人の思いは確認しにくい状況であったが,好きなものを中心に食べることで食事量が増えて,家族と過ごす時間も多くなり,ベッド上だけでの生活ではなくなったことで生きていることを実感してもらえたように思う.

　梅本さんはもしかしたら病院や施設で過ごしていた方が長く生きていたかもしれないが,施設から家に帰ってきて,今までより家族と過ごす時間が増えたことは事実である.亡くなった本人の思いは確認できないが,息子家族は母親の人生の最期の瞬間を一緒に過ごすことができて良かったと語っていた.

表2-1　排泄ケアのアセスメントに必要な情報—在宅の場合

本人氏名	梅村　千枝子（仮名）　　　さん	女性	年齢	76歳
住所				

誰が何に困っているか（例：妻が介護している夫の夜間の尿漏れに困っている）
介護している息子夫婦がおむつからの尿の漏れに対して困っている.

本人の希望
認知機能の低下はあるが話はできる.「世話になりたくない」という思いが強く,いろいろな提案の受け入れはしにくい.

家族（介護者）の希望
息子夫婦　母がおむつを触って外れて尿が漏れて困るので,おむつの選び方や正しい使い方を教えてほしい.

家族構成と介護状況

家族構成	介護の状況・問題点
息子家族と5人暮らしである. 息子　嫁　孫2人	息子と嫁が介護しているが息子は仕事があるため,日中は主に嫁が介護している.息子夫婦は自分たちの介護がうまくいかず不安になっている.

本人の性格,生活史や生活上でのこだわりなど
千枝子さんは身体が弱い母親の代わりに兄妹の面倒を見てきた.また,大人になってから夜学で鍼灸の資格を取得し,鍼灸院を開業していた.そんな千枝子さんは結婚後も仕事を続け,夫と一緒にドライブに出かけたり趣味である民謡を楽しんだりして過ごしていた.しかし,夫が亡くなって1年後に転落事故で頭部挫傷後からは認知機能が不確かになり,自宅を離れて高齢者住宅で生活をしていた.その後,左大腿骨骨折や誤嚥性肺炎のため入退院を繰り返し,状態があまり良くないため息子宅で生活をすることとなった.

経済状況
自分の年金と夫の遺族年金があり,暮らしに差し支えはない.

2 ● 在宅の事例から

本人の健康状態・受診等の状況

介護度	要支援　1・2 要介護　1・2・3・4・⑤	身長（　148cm　）　体重（　42kg　）
麻痺などの体の特徴	左股関節骨折のため力が入りにくい.	
認知症について	■有　　□無　【病名など】頭部挫傷による後遺症の可能性あり	
既往歴 （その他特記事項）	認知機能低下　高血圧　左大腿骨骨折　便秘	

本人の基本動作や生活状況

1日の過ごし方 1日中ベッド上で過ごしている	午前 ベッド上で横になっている	午後 ベッド上で横になっている	夜間 ベッド上で横になっている

A D L			入浴		
	寝返り	介助すればできる	入浴	家での入浴	□有（週に　　　回） ■無 （シャワーのみ／湯船）
	起き上がり	できない			
	座位	手すりを持って支えればできる		デイサービス・デイケア	□有（週に　　　回） ■無
	立位	できない	皮膚の状態	褥瘡の有無	無
	歩行	できない		痒み	■有（おむつの中に手を入れて掻いている） □無
	移乗	介助が必要			
	立ち上がり	介助が必要		赤み	■有（鼠径部から肛門のあたりにあり） □無
	これらの介助について	息子夫婦が行っている.		スキンケア	□有（　　　　　　　　） ■無

上記項目についての特記事項
入院前からベッドで過ごすことが多く，自宅に帰ってきても同じように過ごしている．
入浴はしておらず嫁が清拭を行っている．

13

Ⅰ ● はじめに

住居環境や用具の状況

		室内の様子など （イラストや写真など．住宅改 修の状況も記入）
	■1戸建て（　　2　階建て） □集合住宅（　　　　　　階）	
居室等の状況	寝室の場所（　　1階　　） □ふとん ■ベッド → □普通のベッド 　　　　　　■電動ベッド（1・2・3　モーター）	
トイレ	□和式　■洋式 手すり　→　■有　□無 トイレまでの段差　→　□有　■無	
浴室	■自宅に有　　□自宅に無 手すり　→　■有　□無 浴室までの段差　→　□有　■無	トイレの図など （イラストや写真など）
福祉用具	【使用している福祉用具】 特殊寝台および付属品 褥瘡予防用具（エアーマット）	

食事について

食事場所	□食堂　■ベッド上　□布団上　□その他居室内（　　　　　　　　）
食事内容	□普通食　□やわらか食　□きざみ食　■ミキサー食　□経管栄養
摂取量	□多　　　□中　　　■少
咀嚼の状況	■問題なし　□噛みにくい　□時々噛みにくい
嚥下	□問題なし　■食べにくそう　□嚥下障害あり
食べるときの介助	■自分で食べる　□一部介助　□全介助
食事の好み	うどんと早なれ寿司が好き．あまり好き嫌いはない．

2 ● 在宅の事例から

排泄について

尿意の有無	□有　□無　■不明（おむつ内で排泄しているためわからない）		
尿の状態	色（　　　　　　　　　　　　　　　　　　　　　　　　　　　　）		
	臭い（　　　　　　　　　　　　　　　　　　　　　　　　　　　　）		

排泄について　＊排泄チャート（水分摂取量，排尿量，漏れの量，起床時間，就寝時間，朝・昼・夜の食事時間を記入）

	排尿量			排便について （ブリストル便形状スケールを参照し，形状と量を記入）	水分 など	その他
	トイレ	おむつ	漏れ			
5：00						
6：00						
7：00						起床
8：00		400mL	有	ブリストルスケール6の便	180mL	朝食　主食　おかゆ
9：00				おむつに少量付着		
10：00						
11：00					180mL	昼食　主食　おかゆ
12：00		200mL				
13：00						
14：00						
15：00					180mL	
16：00						
17：00					180mL	夕食　主食　おかゆ
18：00		250mL		ブリストルスケール7の便		
19：00				おむつに少量付着		
20：00					180mL	
21：00						
22：00		200mL	有			
23：00						就寝
00：00						
1：00						
2：00						
3：00						
回数		4回				
1日の合計		1,050mL	漏れた分		900mL	

15

I ● はじめに

排便について

便意の訴えの有無	□有　□無　■不明	排便時間の パターン	下剤を2〜3日に1回服用 おむつに少量の便が付着している ことが多い.
使用している薬 （下剤など）	便秘気味なので刺激性下剤（プルゼニド®）を服用している		

便の種類（ブリストル便形状スケール）

タイプ		形状
1		硬くてコロコロの兎糞状の（排便困難な）便
2		ソーセージ状であるが硬い便
3		表面にひび割れのあるソーセージ状の便
4		表面がなめらかで柔らかいソーセージ状，あるいは蛇のようなとぐろを巻く便
5		はっきりとしたしわのある柔らかい半分固形の（容易に排便できる）便
6		境界がほぐれて，ふにゃふにゃの不定形の小片便，泥状の便
7		全くの水状態　水様で，固形物を含まない液体状の便

＊便の性状（左図ブリストルスケールを参照）

＊便の色　<u>6〜7</u>
　　　　<u>少し黒っぽい茶褐色</u>

(Longstreth GF, et al.：Gastroenterology 2006：130（5）：1480-1491より引用)

排泄の場所	日中	□トイレ　□尿瓶　□ポータブルトイレ　□差し込み便器 ■おむつ（＊下に記入）
		＊使用しているおむつ 　排泄アウター：テープ止め紙おむつ 　排泄インナー：尿パッド
		＊おむつの交換回数：4回
	夜間 （就寝後）	□トイレ　□尿瓶　□ポータブルトイレ　□差し込み便器 ■おむつ（＊下に記入）
		＊使用しているおむつ 　排泄アウター：テープ止め紙おむつ 　排泄インナー：大吸収尿パッド
		＊おむつの交換回数：　0回
排泄動作の介助	□自立　■介助	
特記事項	おむつで排泄を行っている．おむつを外してしまう．	

2 ● 在宅の事例から

コミュニケーション・生活状況など

視覚	□　特に問題なし ■　見えにくい （■眼鏡使用　（老眼鏡）　□コンタクト使用 　□使用していない）	特記事項 視力や聴力が低下 しているし，認知 機能も低下してい る．しかし，嫌な ことは嫌だと伝え ることはできる．
聴覚	□　特に問題なし ■　聞こえにくい （□補聴器などを使用　■使用していない）	
言語障害	■無　□有（　　　　　　　　　　　　　）	
話し手の言葉の 理解	1　　2　　③　　4　　5　　※1＝理解できない 　　　　　　　　　　　　　5＝普通に理解できる	
認知症の有無	□無　■軽　□中　□重度（　　　　　　　　　　）	
その他何でも 息子家族は家で介護をしていきたいと思っている．しかし，この状況が続くとしんどいた め，少しでも楽になる方法を考えたい．しかし，母親は以前より体裁や世間体を気にする ことがあり，いろいろな提案を受け入れてくれるか心配している．		

（アセスメントシートは文献1）のものを使用）

文　献

1）浜田きよ子編著：自立を促す排泄ケア・排泄用具活用術，中央法規出版，2010.

〔熊井利將〕

Ⅱ

排泄管理に関する知識と技術

3

在宅医療で遭遇する 尿路管理・排泄トラブル

A 尿路管理・排泄管理の現状

　在宅医療の現場において尿路管理・排泄管理の様々な課題がある．本章ではその原因から3つに分けて考える（**表3-1**）．

1. 不用意な排泄介入

a) 不用意なおむつの使用

> **事例1　おむつの重ね使い**
>
> 　Aさんは83歳男性．アルツハイマー型認知症で寝たきり状態となっている．数年前，病院入院中におむつを使用するようになり，以後自宅に戻ってからもおむつの使用を続けた．しかし，おむつを使用していても尿漏れが多くなってきたため，尿パッドを何枚も重ねて使うようになった．そのためおむつ費用もかさむようになってきた．また陰部の皮膚炎を併発し，1日3回の陰部洗浄も必要となり介護負担が増加してきた．

　おむつは尿の吸収作用があり尿による衣服やベッドの汚れを防ぐ意味では介護負担の軽減になるし，寝たきりでトイレ移動ができない場合においては有効な排泄用具である（18章参照）．特に在宅療養されている事例では排泄ケアを介護者が担うことが多く，介護負担の軽減を図るということも重要な視点である．しかしおむつの必要性の検討がされないまま使用される事例が多く認められる．後藤らの報告[1]では在宅療養している高齢者の56％でおむつが使用され，そのうちトイレ排尿可能だが尿失禁がある（11.6％），尿失禁は稀だが予防のため（12.3％）という理由でおむつが使用されており，必ずしもおむつが必要ではない状態で使用されている現状が明らかにされた．またおむつの使用方法も各施設，各家庭で様々であり尿漏れしないために尿吸収パッドを重ねて使用

20

3 ● 在宅医療で遭遇する尿路管理・排泄トラブル

表 3-1　在宅医療での排泄トラブルの原因

大項目	小項目	トラブル例
不用意な介入	不用意なおむつの使用	おむつの重ね使い おむつによる皮膚トラブル
	不用意な尿道留置カテーテルの使用	尿失禁のための尿カテーテル使用 CIC が検討されていない
無対応による弊害	情報共有不足	尿失禁に対する知識不足 排泄トラブルが生じても課題に挙がってこない
	医療者の知識経験不足	医療者が経時的変化を把握していない 漫然と処方を続け薬剤性の排尿トラブル出現 介護や福祉用具の知識不足
生活，その人全体をみる視点の欠如	排泄トラブルから全身をみる視点の欠如	食事，水分の把握をしていない 生活機能，認知機能を把握していない
	全身状態悪化時に排泄トラブルを考える視点の欠如	せん妄に排泄トラブルが影響している可能性

する事例も度々目にすることがある．しかしおむつを重ね使いすると股関節の動きが制限され，その人の活動性の低下につながりかねず，また陰部の蒸れから皮膚炎や褥瘡を引き起こす可能性もある（19 章参照）．

　事例 1 のような症例に出会った時，皮膚炎に対する治療のみになっていないだろうか？おむつの使用を見直す・使い方を見直すという診察ができているだろうか？

b) 不用意な尿道留置カテーテルの使用

> **事例 2　尿道留置カテーテルの長期化**
>
> 　B さんは 84 歳女性．脳梗塞後遺症で在宅療養中に誤嚥性肺炎を発症して病院に入院した．入院中に神経因性膀胱を指摘され，残尿量が多いため尿道留置カテーテルが使用された．退院後も尿道留置カテーテルの使用が継続され，2 週に 1 回訪問看護師によりカテーテルの交換が実施されている．

尿道留置カテーテルは尿閉など尿排出障害が合併した患者に対して医学的適

Ⅱ ● 排泄管理に関する知識と技術

用がある．しかし在宅医療の現場では，尿漏れに対する介護負担軽減といった本来の目的とは異なる理由で尿道留置カテーテルが使用されている事例をしばしば目にする．後藤らの報告[1]では在宅療養している高齢者のうち9.7％に尿道カテーテルが留置されていた．その理由として尿排出障害が62.5％と最も多かったが，尿失禁（25.3％），不明（6.2％）という回答もあった．すなわち約30％が本来の使用目的以外で使用されている現状が浮き彫りにされた．また尿排出障害に対して清潔間欠導尿 clean intermittent catheterization（CIC）という方法もあるが，その適用・実施が検討されていない．CIC は尿道留置カテーテルに比べ感染症のリスクを軽減させる面や ADL，QOL が向上する面で優れており，在宅医療でも積極的に実践する方法である[2]．古畑らの報告[3]では在宅医療で CIC を実施した群では15％が自排尿になり，21％が CIC と自排尿の併用になるなど在宅医療でもその実績が証明されている．しかしその手技の習得，本人介護者への指導という面で煩雑であることから広まっていないのが現状である[1]．

事例2の B さんの例では在宅療養に移行してきた際に，尿道留置カテーテルの目的と必要性について検討すべきである．少なくとも入院前までは自排尿があり，尿閉を繰り返し生じていなければ尿道留置カテーテルがなくても問題ないのではなかろうか．もし神経因性膀胱で尿排出障害が合併した場合であっても，CIC の導入を検討してもよいのではないかと考える．

2. 無対応による弊害

事例3　本当は問題があるのに

C さんは77歳の男性．パーキンソン病で在宅療養を行っている．投薬管理にて室内移動はかろうじてできるが，動きが遅く排泄に難渋していた．またトリヘキシフェニジル（アーテン®）を投薬されていた．訪問診療の際に，医師から食事，排便，睡眠，運動機能についての質問はあるが，排尿に対する質問はされない状況が続いた．家族も排尿についてはおむつを交換すればいいのだからと医師に相談することはなかった．

尿失禁があったとしても医師に相談する事例が非常に少ない．田中らによると，尿失禁を有する在宅要介護高齢者において専門医または医療機関を受診した割合は少ないもので5.8％，多いもので39.3％であったと報告されている[4]．

また尿失禁のタイプとして約80％が機能性尿失禁であったことも影響している可能性がある．機能性尿失禁の場合，年齢相応，病的なものではないと考えられがちである．小林らによると尿失禁に対する医療的ケアの必要性が認識不足であることが報告されている[5]．高齢者関連施設において尿失禁に対して医学的な判断を行っていない事例が44.2％あり，その理由として「病的なものと思わないから」「医療的なレベルではないと思うから報告しない」などが挙げられていた．そのため在宅医療においても，医師側から排泄管理に対する積極的な関わりを行わないと排泄トラブル自体が見えてこない可能性があることは肝に銘じるべきであろう．

一方で，医療者自身も尿失禁を訴えられた場合に排泄トラブルに対する知識や技術をもって対応しなければならず，「年のせいですね」「尿は出ることのほうが出ないより良いので仕方ないですね」といった安易な対応は慎むべきである．さらに在宅療養が長期に及ぶと，排尿機能が変化してくる可能性もあり[6]，現在投与している薬剤が適切な使用法であるのか，知らない間に尿閉の状態になっていないかなど定期的に排尿状態について評価する必要もある．例えば機能性尿失禁が原因だった場合，身体機能の低下を引き起こす薬剤を使用していないか，頻尿になっていれば治療可能な疾患がないか（8章参照）を探る必要がある．さらに医療者として薬だけではなくおむつの適切な使用法を伝えたり，福祉用具の活用を提案することで機能性尿失禁が改善することもあるため，これらの知識をもって排尿管理には臨まなくてはならない（16, 17, 18章参照）．

事例3の場合，パーキンソン病に伴う身体機能低下による機能性尿失禁と，薬剤性の排尿障害の可能性を疑うべきである．そのため運動機能を改善させるためにドパミン等の投薬を増量するか，抗コリン作用のある薬の減量を行うかといった医学的な判断が必要である．さらに機能性尿失禁に対しての理学療法や福祉用具の活用といった介入方法を提示することも必要である．これらの問題に介入せずに診療を終了してしまうのは在宅医としての役割が果たせていないと言わざるを得ない．

Ⅱ ● 排泄管理に関する知識と技術

3. 全身・生活をみる視点の欠如

事例4　不適切な水分摂取

　Dさんは92歳の女性．脳梗塞後遺症，大腿骨頸部骨折にて要介護4と認定され自宅療養を行っている．ある日の訪問診療の際，家族から尿漏れで困っていると訴えられた．普段はおむつ内排泄で問題なく経過しているが，ここ最近衣服への尿漏れが多くなってきたとのことであった．詳しく話を聞いてみると，ショートステイ先が変更となり，その施設から「脳梗塞再発予防に1日2Lは水を飲ませてください」と指導があったとのこと．それを遵守していたが，Dさんは身長145cm，体重35kgと小柄であり，明らかに水分摂取が過量であった．

　排泄の量は食事，水分，環境（室温，湿度）に影響される．そのため排泄トラブルが生じた際には食事や水分摂取量の評価が必要である．また機能性尿失禁に代表されるように排尿管理では室内環境，本人の移動能力・認知機能など生活全般の評価が必要となる．事例4のような場合に，摂取した飲水量をチェックすることもせず，排尿回数を減らす目的で抗コリン薬を処方するという行動は慎むべきである．

　また排泄トラブルがその人の全身症状を引き起こしている可能性も疑わなくてはならない．例えばせん妄を引き起こした場合，排泄トラブルがその原因となっている可能性もある[7]．尿路感染症を繰り返し生じていた場合には，陰部の清潔保持が不完全である可能性もある．

　排泄は人が生命を維持するためにも基本となる生活行為である．その意味でも，排泄管理が上手くいかなくなった時に全身をみることと，逆に全身状態が悪化した場合には排泄面が原因ではないかと考えることが必要である．

B　排泄の意思尊重と介護負担

1. 排泄に関わる本人の負担

　在宅で生活する要介護者にとって排泄の介助を受けることは差恥心を感じやすく，自尊心が傷つけられやすいものである．「下の世話になるくらいなら死

3 ● 在宅医療で遭遇する尿路管理・排泄トラブル

んだほうがましだ」と発言される人もいるくらい，排泄に関わる本人の心理的負担は計り知れない．

　また排泄の介助は1日に何回も繰り返される行為であり，動作の介助，汚物の処理と身体的にも精神的にも要介護者にとっては負担が大きいものである．特に呼吸不全患者，がん患者等では低酸素状態や，栄養不良・易疲労性により排泄行為自体に身体的苦痛を伴うこともある．

2. 排尿トラブルに対する家族の負担

　菊池らによると，在宅において家族介護者の90％が排泄介護を行っており，介護負担の大きな要因となっていると報告されている[8]．その中で介護負担の内容を身体的，心理的，社会・経済的の3側面に分けて検討した．その結果介護者が負担を感じる割合はそれぞれ身体的（71％），心理的（50％），社会・経済的（56％）という結果であった．

　排泄についての費用負担という面でも考慮しないといけない．例えばおむつを1日1回，パッドを1日4回交換した場合，テープ止め紙おむつが1枚当たり100円程度，尿パッドが1枚30円程度であるため，月に6,600円かかる計算となる．もちろんこれ以外にも失禁した場合には交換回数が増えるため，さらに費用がかさむこととなる．

　一方で荒瀬らの報告[9]にもあるように，食事とともに排泄に対して主介護者が自信をもつことが在宅療養継続に相関している．そのためにも，いかに介護者に排泄面で負担をかけないようにするか，という視点も重要である．

C　在宅医療でみるべきポイント

　在宅医療では患者の生活空間を直接見ることで生活全般から尿路・排泄トラブルに介入しやすいと考える．そこで訪問診療時にチェックすべき点やその方法について紹介する（**表3-2**）．

1. 残尿測定と腎泌尿器疾患の観察

　血圧測定や胸部聴診などの一般的な診察に加え，尿路・排泄管理の面では残尿測定と腎泌尿器疾患の観察を行う．残尿測定は腹部超音波検査で簡単に測定できるようになっている．一般的には排尿直後に残尿量が50 mL以上あれば

25

II ● 排泄管理に関する知識と技術

表 3-2　訪問診療時にみるべきポイント

1	残尿測定と腎泌尿器疾患の観察
2	食事摂取量，水分摂取量の確認
3	排尿量，排便状況の確認
4	服薬状況の確認
5	身体機能の評価
6	室内環境の評価
7	現在の排泄管理が正しいかどうか見直す姿勢

専門的治療が必要とされるが，在宅医療の対象ではどこまで残尿があれば問題とするかは定かではない（7章参照）．在宅療養が長期になると膀胱機能の変化や前立腺肥大の評価や膀胱癌など悪性腫瘍の合併もあるため経時的に腹部超音波検査を実施しておく必要がある．

2. 食事摂取量，水分摂取量の確認

食事量，水分量を把握することの重要性は排泄に関わらず在宅医療を続ける上で重要な項目である．しかしその把握方法が難しい．「しっかり摂れています」と返事されても実際にどの程度摂れたかは人それぞれである．事例4のように水分量を2L摂らないといけないと本人，家族が思っていた場合には1.5L摂取していても「摂れていない」と表現される可能性もある．一方で「水分は何mL」と記載してください，と介護者に依頼するのも負担がかかる．そのため簡便かつ定量的な評価ができる方法が必要とされる．

3. 排尿量，排便状況の確認

表3-3 に示す通り1日水分量，1日尿量の目安は理解した上で排尿量，排便状況を確認する．確認する方法として排尿日誌・排便日誌が広く流通しており在宅医療の場においても記載しやすく有用である．おむつ利用の場合にはおむつ交換時におむつの重さを差し引いて尿量を算出する．この記録を行うことは介護者，在宅スタッフにとって負担となるが，排尿パターンを知る上でも重要であり尿路・排泄管理を行う上で必要不可欠な情報であることを十分説明することで理解されやすい．排便状況についてもブリストル・スケールを活用した方法が有用である（13章参照）．

3 ● 在宅医療で遭遇する尿路管理・排泄トラブル

表 3-3　排泄に関わる水分量の目安

用語	内容・基準値
1 日水分量	25 mL/kg/ 日（65 歳以上） ただし合併する疾患や療養環境によりその人にあった水分量を算出する
1 日尿量	体重（kg）×25 mL（例：体重 60 kg の人であれば 1,500 mL/ 日）
1 回尿量	目安 200 〜 400 mL 機能的膀胱容量低下：4 mL/kg 以下（例：体重 60 kg の人であれば 240 mL 以下）
多尿	体重（kg）×40 mL 以上（例：体重 60 kg の人であれば 2,400 mL/ 日以上）
夜間多尿	夜間尿量（就寝後から起床時までの尿量）が 1 日総尿量の 34 ％以上の場合
夜間頻尿	（日本泌尿器科学会の定義）就寝後から朝までに 3 回以上の排尿 （国際禁制学会の定義）就寝中に 1 回以上排尿し，困っており，治療を希望する人

4. 服薬状況の確認

　在宅医療では 40 〜 90％の割合で薬の飲み忘れがあると報告されている[10]．特に排泄に関わる薬では排尿回数が明確にわかるため，排尿回数が増えると自己判断で中止している事例も目にすることがある．しかし医師には薬を中断していることを申告することは少ないため注意が必要である．在宅医療では薬カレンダーの設置や多職種（薬剤師，訪問看護師）による服薬管理が導入されている事例も多いため，これらの情報を把握しておくことも必要な視点である．もちろん処方している薬自体を見直す作業の重要性は言うまでもない（12 章参照）．

5. 身体機能の評価

　座位保持ができるか，起立が可能かなど身体機能を評価する必要がある．在宅医療では往診時に「ベッドで寝ていないといけない」と思い込み，いつも寝たままで診察を受ける患者を見受ける．そのため医療者もつい「この患者は寝たままの運動機能しかない」と思い込んでしまう可能性がある．その結果その患者がおむつで排泄しても仕方ないことと思ってしまう．しかしその患者が座位を保持できるのであればポータブルトイレでの排泄も十分可能である．身体機能や移動能力を確認するためにも，診察時には実際に動く姿を見るべきである．

Ⅱ ● 排泄管理に関する知識と技術

6. 室内環境の評価

　トイレが 2 階にあるためトイレに行けない，便座の高さが低くて立ち上がれない，などその家庭ごとに抱える問題が様々である．病院や介護施設と異なり自宅のトイレはバリアフリーではないことが多いが，在宅医療ではその現場を見ることができる．実際にトイレの立ち座りを行ってみたり，生活動線を辿ることで多くのヒントを得ることができる．これらの情報を得ることで福祉用具や理学療法の介入など多職種に相談することができる（16 章参照）．

7. 現行の排泄管理が正しいかどうか見直す姿勢

　在宅で尿道留置カテーテルやおむつを使用している要介護者は退院前に病院で実施され，そのまま継続している事例がほとんどである[1]．したがって診察時に尿道留置カテーテルやおむつの必要性について再検討を実施すべきである．使用目的も時間が経過することで変化することもあるし，もともと使用目的が不明確な事例もある．使用目的を明らかにするためにも普段の診察時には排泄管理は現行のままがベストなのか？を常に考えながら診察することが重要である．

D　尿路排泄管理の効果

　尿路排泄管理は上記の通り多方面からのアプローチが必要であり，労力と時間を要する．しかしこれらの取り組みにより排泄管理の質が向上したという実績も多数報告されている．本間らは「高齢者排尿障害マニュアル」をもとに在宅要介護高齢者の排尿管理を行ったところ，やや改善以上が 60％，おむつの枚数と費用がそれぞれ 59％，71％減少したと報告している[11]．後藤らも同様のマニュアルを活用したところ，老人施設の高齢者において 16.1％に著効を示し，尿失禁の消失あるいはおむつはずしが得られたと報告している[12]．さらに尿失禁を改善することで，生活の質も改善したという報告もある[13]．

　このように尿路排泄管理における課題はすぐには解決できないが，コツコツ取り組むことで解決の道が開けると考える．そして何より排泄管理は要介護者の尊厳の維持と快適な生活につながる重要な活動であることを認識して，普段の診療に臨むべきである．

3 ● 在宅医療で遭遇する尿路管理・排泄トラブル

文　献

1) 後藤百万 ほか：被在宅看護高齢者における排尿管理の実態調査. 泌尿器科紀要. 2002；48：653-658.
2) 土屋紀子：自己導尿による排泄マネージメント〜自己導尿カテーテルの開発の歴史とその有用性〜. Yamanashi Nusing Journal. 2004；3（1）：9-18.
3) 古畑哲彦：在宅診療における排尿管理〜間欠性導尿を中心とした診療所での尿路管理〜. 泌尿器外科. 2001；14（12）：1311-1315.
4) 田中久美子 ほか：尿失禁を有する在宅要介護高齢者の看護〜尿失禁を有する高齢者の実態と看護についての文献的考察から〜. 川崎医療福祉学会誌. 2012；21（2）：310-319.
5) 小林たつ子 ほか：高齢者関連施設における尿失禁ケアに対する看護・介護職の認識の検討. 山梨県立看護大学短期大学部　紀要. 2005；11（1）：1-12.
6) 田中久美子 ほか：在宅要介護高齢者における排尿管理の実態〜訪問看護ステーションと居宅介護支援事業所を対象とした質問紙調査から〜. 川崎医療福祉学会誌. 2012；22（1）：87-91.
7) 栗生田友子 ほか：一般病院に入院する高齢患者のせん妄発症と環境およびケア因子との関連. 老年看護学. 2007；12（1）：21-31.
8) 菊池有紀 ほか：在宅重度要介護高齢者の排泄介護における家族介護者の負担に関連する要因. 国際医療福祉大学紀要. 2010；15（2）：13-23.
9) 荒瀬靖子 ほか：在宅における主介護者の介護継続意志に関わる要因〜介護技術に対する主介護者の自信と訪問看護師からみた適切さ〜. 訪問看護と介護. 2012；17（12）：1064-1068.
10) 畑中典子 ほか：在宅患者のアドヒアランスに及ぼす背景因子の解析. 薬学雑誌. 2009；129（6）：727-734.
11) 本間之夫 ほか：在宅要介護高齢者の排尿管理向上に向けたモデル事業. 日本排尿機能学会誌. 2003；14（2）：233-239.
12) 後藤百万 ほか：高齢者排尿管理における排尿管理マニュアル導入の有用性. 日本排尿機能学会誌. 2002；13（2）：290-300.
13) 山口脩：頻尿・尿失禁に対する最近の考え方と治療〜QOL 医療の最前線〜. 星総合病院年報. 2000；13：1-10.

〔島﨑亮司〕

4 尿カテーテルの基礎と管理

A 尿カテーテルの種類と特性

　尿カテーテルには尿道留置用のカテーテル（いわゆるバルーンカテーテル）と導尿用のカテーテルがある．筆者が日常臨床でよく用いているカテーテルを示す（**図 4-1**）ので，その他いろいろな種類の製品や特殊なカテーテルについては成書を参照してほしい．

　尿道留置用のカテーテルの代表はいわゆるバルーンカテーテルであり，膀胱瘻や尿ドレナージが不良な場合などにバルーンから先が短い腎盂バルーンカテーテルが使われることがある．導尿用のカテーテルの代表はネラトンカテーテルであり，導尿困難な時にチーマン型カテーテルが使われることもある．間欠（自己）導尿用のカテーテルには様々な種類のカテーテルがある．特殊なカテーテルとして，夜間や外出時にのみ留置する間欠式バルーンカテーテルがある．

B 長期尿道留置カテーテル[1]

　長期尿道留置カテーテルの弊害が指摘されて久しい．尿路感染は必発で，腎盂腎炎や前立腺炎を契機に敗血症などの重症感染症になることがある．結石形成（主として膀胱結石）や尿道損傷による尿道皮膚瘻，医原性尿道下裂（カテーテルによる圧迫で尿道口が裂けて外尿道口が後退する），膀胱癌の発生[2]などの合併症があげられる．そのため，長期尿道留置カテーテルに代わって，間欠導尿法（自己導尿や介助導尿）や間欠式留置カテーテル（いわゆるナイトバルーン）が開発されてきた．それぞれの利点や欠点を知った上で，どのような尿路マネジメントが適しているのかを考えなくてはならない．安易な尿道留置カテーテルは避けなければならないが，2 時間ごとの間欠導尿を指示されたため

30

4 ● 尿カテーテルの基礎と管理

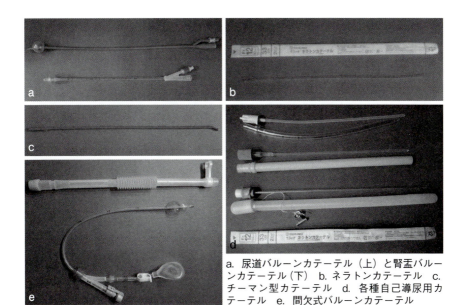

a. 尿道バルーンカテーテル（上）と腎盂バルーンカテーテル（下） b. ネラトンカテーテル c. チーマン型カテーテル d. 各種自己導尿用カテーテル e. 間欠式バルーンカテーテル

図4-1　日常臨床でよく使われるカテーテル

に1日中排尿のことばかり考えていなければならないのも問題である．

　尿道留置カテーテルの功罪について，加藤は「留置カテーテル＝深情けの悪女」説として述べている（**表4-1**）[3]．一見面倒見がよいが，ときに大やけどという合併症を引き起こす．尿道留置カテーテルが「最後の手段」として選択されたのであればやむを得ないが，長期尿道留置カテーテルの患者に遭遇した場合，尿道留置カテーテルを抜去できないかを常に念頭におく必要がある．筆者は10年間バルーンカテーテルを留置していた頸損の患者のバルーン抜去や，

表4-1　尿道留置カテーテルの利点と欠点

1）面倒見がよい 　　一見尿失禁も排泄困難も解決 2）手を切りにくい 　　高齢者に入れると長期留置になりがち 3）自由をしばられる 　　生活の制限，リハビリの邪魔，寝たきりの助長 4）ときに大やけど 　　尿路感染症，結石，尿道損傷

（文献3）より）

膀胱瘻の患者の膀胱瘻抜去に成功したりしたが，抜去後に患者・家族に介助導尿という負担を強いることもあり，カテーテルが体内に入っていないことの良さと介護負担の両者を考え合わせなくてはならない．最近は「昼はがんばる，夜は休む」ということで，間欠式バルーンカテーテルを使うことが多い．高価な間欠式バルーンカテーテルでなくても通常の尿道バルーンカテーテルを使用して，抜去後は消毒液に浸けておくという方法もある．間欠式バルーンカテーテルの変法として，ディスポーザブルのネラトンカテーテルを留置するナイトネラトン法，ナイトバルーンカテーテルを事故抜去する恐れのある患者や小児にバルーンカテーテルをおむつ内に開放するおむつバルーン法を試みたこともある．

尿カテーテルの交換頻度や操作方法

　バルーンカテーテルの交換は施設によって2〜4週間ごとと幅がある[4]が，当院では2週間ごとの交換を原則としている．高価なカテーテルを使用するよりも安価なカテーテルで頻回に交換するほうがよいように思える．バルーンカテーテルは基本的には16 Frを使用しているが，長期留置の時には尿道刺激を少なくするために14 Frを使用することもある．バルーンカテーテルの固定は男性の場合，尿道損傷を避けるためペニスが上向きになるように，腹壁に固定することが大事である．尿袋に関しても大容量用のものと移動に便利な小容量のいわゆるレッグバッグがあり，状況によって使い分けるようにしている．外出時など尿袋が邪魔になるようであればバルーンストッパーを用いて一時的に尿道バルーンカテーテルを閉鎖することがある．ストッパーの開閉がしやすいように磁石式に工夫された器具（DIBキャップ）も利用できる（**図4-2**）．

　膀胱洗浄が必要かどうかは議論のあるところではあるが，膀胱洗浄は尿感染の防止や治療には役立たないと言われており，膀胱洗浄は結石形成や沈殿物などによるカテーテルの閉塞を防ぐために行われる．

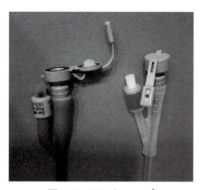

図 4-2　DIBキャップ

D 尿カテーテルのトラブル

1. 挿入困難

　挿入困難＝前立腺肥大症と言われることが多いが，前立腺肥大症は単なる尿道の圧迫なので挿入困難の直接の原因になることは稀である．最も多く経験するのが尿道括約筋の緊張による挿入困難である（**図 4-3**）．導尿時の精神的緊張や痛みによることもあるし，脊髄損傷などの神経因性膀胱で括約筋が緊張していることもある．無理矢理に挿入しようとすると球部尿道を傷つけてしまい，尿道出血で苦労することになる．決して暴力的に挿入しようとしないことが肝腎で，口呼吸や声かけを行うことで精神的にリラックスさせることも一法であるが[5]，現場で一度やっていただきたいのは，リドカイン（キシロカイン®）ゼリーをカテーテルチップ（浣腸器型のディスポーザブル注射器）を用いて，少しずつゆっくりと外尿道口から注入する方法である（リドカインアレルギーに注意が必要）．この尿道麻酔で括約筋の緊張が和らいで挿入可能となることがある．次に多いのは尿道狭窄である（**図 4-4**）．在宅の現場でこの両者を見分けることは難しく，挿入困難な時は早めに泌尿器科専門医に紹介するのがよい．

　高齢女性で，膣の萎縮のために外尿道口が退縮して確認が困難なことがある．股関節を深く屈曲させる砕石位をとることで外尿道口が見えやすくなることが

Ⅱ ● 排泄管理に関する知識と技術

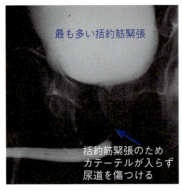
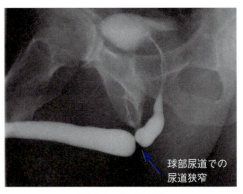

図 4-3　括約筋緊張による導尿困難
（カテーテルが進まない）

図 4-4　尿道狭窄

あるし，膣内に示指を挿入して示指の腹にカテーテルを乗せてカテーテルの先端を外尿道口に誘導する方法をとることもある．

2. 抜去困難

　バルーンカテーテルのバルーンの水が抜けなくて困ることがある．バルーンカテーテルを途中で切断して，バルーン水の注入ルートからバルーン水が出てくることにより問題が解決することがある．注入ルートに細い針金を通して閉塞が解除されることもある．それでもバルーン水が抜けなければ，泌尿器科専門医に紹介する．X線透視下に長い注射針でバルーンを破ることで抜去可能となる．女性の場合はカテーテルの横からカテラン針を入れてバルーンを破る方法をとることもある．

3. 尿の横漏れ

　バルーンカテーテル留置中に，カテーテルの横から尿が漏れることがある．この時カテーテルサイズを太くしての対応は厳に慎むべきであり，横漏れの原因を考えて適切に対処すべきである．原因としては，カテーテルの屈曲か沈殿物による閉塞か膀胱の過活動（尿貯留時の膀胱の不随意収縮）であることが多い．膀胱洗浄を行えばカテーテルの閉塞の有無は診断できる．膀胱過活動による横漏れに対しては抗コリン薬などの薬物療法が有効である．

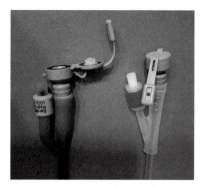

図 4-2　DIB キャップ

D　尿カテーテルのトラブル

1. 挿入困難

　挿入困難＝前立腺肥大症と言われることが多いが，前立腺肥大症は単なる尿道の圧迫なので挿入困難の直接の原因になることは稀である．最も多く経験するのが尿道括約筋の緊張による挿入困難である（**図 4-3**）．導尿時の精神的緊張や痛みによることもあるし，脊髄損傷などの神経因性膀胱で括約筋が緊張していることもある．無理矢理に挿入しようとすると球部尿道を傷つけてしまい，尿道出血で苦労することになる．決して暴力的に挿入しようとしないことが肝腎で，口呼吸や声かけを行うことで精神的にリラックスさせることも一法であるが[5]，現場で一度やっていただきたいのは，リドカイン（キシロカイン®）ゼリーをカテーテルチップ（浣腸器型のディスポーザブル注射器）を用いて，少しずつゆっくりと外尿道口から注入する方法である（リドカインアレルギーに注意が必要）．この尿道麻酔で括約筋の緊張が和らいで挿入可能となることがある．次に多いのは尿道狭窄である（**図 4-4**）．在宅の現場でこの両者を見分けることは難しく，挿入困難な時は早めに泌尿器科専門医に紹介するのがよい．

　高齢女性で，膣の萎縮のために外尿道口が退縮して確認が困難なことがある．股関節を深く屈曲させる砕石位をとることで外尿道口が見えやすくなることが

Ⅱ ● 排泄管理に関する知識と技術

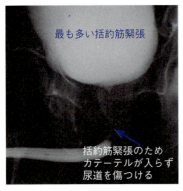 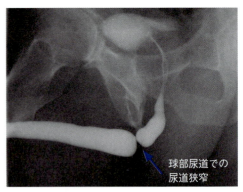

図4-3　括約筋緊張による導尿困難
（カテーテルが進まない）

図4-4　尿道狭窄

あるし，膣内に示指を挿入して示指の腹にカテーテルを乗せてカテーテルの先端を外尿道口に誘導する方法をとることもある．

2. 抜去困難

　バルーンカテーテルのバルーンの水が抜けなくて困ることがある．バルーンカテーテルを途中で切断して，バルーン水の注入ルートからバルーン水が出てくることにより問題が解決することがある．注入ルートに細い針金を通して閉塞が解除されることもある．それでもバルーン水が抜けなければ，泌尿器科専門医に紹介する．X線透視下に長い注射針でバルーンを破ることで抜去可能となる．女性の場合はカテーテルの横からカテラン針を入れてバルーンを破る方法をとることもある．

3. 尿の横漏れ

　バルーンカテーテル留置中に，カテーテルの横から尿が漏れることがある．この時カテーテルサイズを太くしての対応は厳に慎むべきであり，横漏れの原因を考えて適切に対処すべきである．原因としては，カテーテルの屈曲か沈殿物による閉塞か膀胱の過活動（尿貯留時の膀胱の不随意収縮）であることが多い．膀胱洗浄を行えばカテーテルの閉塞の有無は診断できる．膀胱過活動による横漏れに対しては抗コリン薬などの薬物療法が有効である．

4 ● 尿カテーテルの基礎と管理

E カテーテルの必要性，抜去方法

　今般，保険医療機関に入院している患者のうち，尿道留置カテーテルを抜去した患者あるいは尿道留置カテーテル管理中の患者に対して，病棟の看護師を中心とした排尿ケアチームが，下部尿路機能の回復のために「包括的な排尿ケア」をすることで『排尿自立指導料』が算定できることになった[6]．このことにより，バルーンカテーテルを留置したまま施設や在宅に退院ということが少なくなるものと期待したい．その指導料のマニュアルの中で，尿道カテーテル留置の絶対的適用として，①厳密な尿量測定が必要な場合（重症者，術後患者など），②尿による汚染を防ぐために局所管理が必要な場合（陰部の手術，仙骨部の皮弁術など）があげられ，相対的適用として，医学的に尿道カテーテル抜去が可能な患者があげられている．褥瘡があるからという理由だけで安易にカテーテル留置を行うことは慎みたい．適切な排尿ケアを行うことでカテーテルを抜去し排尿自立が可能となる．病棟で可能なことが在宅でも可能かと問われればすべて可能というわけではないが，在宅でも「包括的な排尿ケア」をめざしていきたい．とは言うものの，在宅患者の尿道カテーテルを抜去するには，抜去後の尿閉への対応が必須となる．この場合，訪問看護師を中心とする主治医，泌尿器科医師のネットワークで乗り切るほかない．現状では，バルーン留置患者に行った膀胱機能検査の結果をみると結構な割合で自排尿が可能であることから，思い切ってバルーンカテーテルを抜去してもよいように思える（7章参照）．

F 自己導尿の方法，適用[7]

　持続的な尿道カテーテルの留置ではなく，時間的にあるいは尿意時など間欠的に導尿を行うことを間欠導尿という．間欠導尿を自分で行う時は自己導尿，介助者に導尿してもらう時は介助導尿と称している．手間のかかる無菌的導尿でなく，清潔であればよいということで，専ら清潔間欠導尿 clean intermittent catheterization（CIC）が自己導尿では行われている．

　CIC を行うことで，長期尿道留置バルーンカテーテルの合併症を避けることができるし，何よりもカテーテルフリーになることにより日常生活が晴れやか

Ⅱ ● 排泄管理に関する知識と技術

表4-2　間欠（自己）導尿用カテーテルの種類と特徴

分類	商品名（販売元）	種類とサイズ	保険	特徴
再利用	セルフカテ （富士システムズ）	女児用9 Fr，女子用12 Fr 男児用9 Fr，男子用12 Fr など	①	よく使われるシリコンゴム製のカテーテル．いろいろなサイズがある
再利用	セルフカテ EX 型 （富士システムズ）	男子用12 Fr，15 Fr	①	付属の延長チューブにより，車いすのまま尿処理できる
再利用	セルフカテかんたんキャップ型 （富士システムズ）	男性用12 Fr 女性用12 Fr	①	片手でカチッとキャップがしやすくなっている
間欠式	間欠式バルーンカテーテル （ディヴインターナショナル）	12 Fr，14 Fr，16 Fr	③	夜間や外出時に留置し，睡眠をとりたい時や旅行に便利
再利用	DIB マイセルフカテーテル〈スタンダード〉〈セミハード〉 （ディヴインターナショナル）	12 Fr，14 Fr	①	カテーテルケースが折りたためる．セミハードは先端がしならず曲がっている
再利用	セフティカテ （クリエートメディック）	女性用，男性用，男性用L 小児用，チーマン用	①	豊富なサイズと男性に適したチーマン用がある
再利用	セフティカテ〈ピュールキャス〉 （クリエートメディック）	女性用9，12，14 Fr	①	女性が持ち運びしやすい
ディスポ	サフィードネラトンカテーテル （テルモ）	男性用8，10，12，14 Fr 女性用8，10，12，14 Frなど	②	一本ずつ滅菌包装され使用後は廃棄する
ディスポ	ネラトンカテーテル （ニプロ）	8〜26 Fr	②	先端開口と先端閉口あり
ディスポ（親水性）	スピーディカテ （コロプラスト）	男性用8，10，12，14 Fr 女性用8，10，12 Fr ネラトン30 cm 8，10，12 Fr	④	潤滑油不要．カテーテルを取り出してすぐに導尿可能
ディスポ（親水性）	スピーディカテコンパクト （コロプラスト）	8，10，12，14 Fr	④	女性用．潤滑油不要で携帯に便利
ディスポ（親水性）	スピーディカテコンパクトM （コロプラスト）	12 Fr	④	男性用．潤滑油不要で携帯に便利

保険（保険点数）①：在宅自己導尿指導管理料（1,800点）
②：①＋ディスポ加算（600点）計2,400点
③：①＋間欠バルーン加算（600点）計2,400点
④：①＋親水性ディスポ加算（960点）計2,760点

4 ● 尿カテーテルの基礎と管理

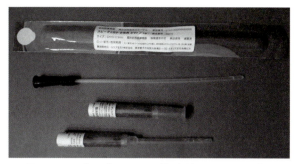

図 4-5　スピーディカテ®（親水性コーティング）

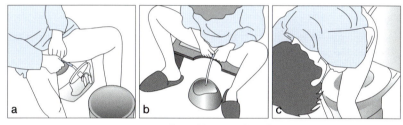

図 4-6　さまざまな体位での自己導尿指導
a：座位での CIC　　b：低いいすでの CIC　　c：立位での CIC

なものとなる．排尿困難を起こす様々な疾患が CIC の適用となる．脊髄損傷，二分脊椎，脳血管障害，子宮癌・直腸癌術後などの神経因性膀胱や前立腺肥大症などの下部尿路閉塞，高齢者にみられる原因不明の低活動膀胱などである．

　使用するカテーテルは使い捨て（ディスポーザブル）と再利用（リユース）の 2 種類に分けられる．ディスポーザブルカテーテルに親水性コーティングを施したカテーテルが最近発売され，潤滑油をつけずに導尿可能となっている（**図 4-5**）．間欠導尿用の様々なカテーテルがあるが，それぞれの特徴を知り，経済的側面も考慮して最適なカテーテルを選択すべきである（**表 4-2**）．

　男性の場合は手指機能に問題なく，導尿痛が許容範囲にあり，挿入困難がなければ自己導尿の指導は比較的容易だが，女性の場合，特に高齢女性への指導が難しいことが多く，看護師には「おばあちゃんの自己導尿指導ができれば一人前」と言っている．「なんで，こんなことしなきゃいけないの」と本人が CIC を拒否したり，微妙な家族関係や日中の家族の不在などのため家族が CIC（介助導尿）を拒否したり，「先生，また導尿？バルーンにしてくれたら助かる

37

のに」と医療従事者がCICを拒否したりで，いろいろ問題はあるが，長期バルーンカテーテル留置の弊害を考えれば，CICの方向に努力したいものである．導尿の姿勢を工夫（**図4-6**）したり，カテーテルの持ち方やカテーテルから出た尿の収尿などを工夫したりすることも必要となる[8]．

尿カテーテルは両刃の剣である．抜いてもらってよかったと喜ばれることもあれば，どうして抜いたのかと責められることもある．現場は理屈通りにはいかない．しかし安易な方法から始めるのではなく，容易ではない方法から始めたいと思っている．狭き門より入れである．

文　献

1) 小川隆敏：カテーテル・ドレーン管理をマスターする④カテーテル長期留置の合併症対策. Urological Nursing. 2001；6（11）：986-992.
2) 日本排尿機能学会，日本脊髄障害医学会：脊髄損傷における排尿障害の診療ガイドライン．CQ42 脊髄損傷患者では尿路上皮腫瘍（膀胱癌）が発生しやすいか？　P.102-103．2011.
3) 加藤久美子 ほか：カテーテル抜去への対策と問題点．排尿障害プラクティス．1993；1：136-140.
4) 盛次浩司 ほか：在宅ケアにおける膀胱留置カテーテルの取り扱いと尿路感染症について．勇美記念財団2010年度前期助成研究完了報告書，2011.
5) 永坂和子：尿道カテーテル挿入時に患者さんが緊張してカテーテルを挿入できない．泌尿器ケア．2007；12（10）：952-954.
6) 真田弘美：排尿ケアが変わる！「排尿自立指導」の病棟での進め方．エキスパートナース．2016；32（11）：71-122.
7) 田中純子：排尿機能障害へのアプローチ　2. 治療・ケア　3）カテーテル管理　間欠自己導尿．排泄ケアガイドブック，日本創傷・オストミー・失禁管理学会 編，照林社，2017.
8) 小川隆敏：排尿管理トラブルシューティング CIC ① CIC適応の決定時に起こるトラブル．泌尿器ケア．2005；10（9）：58-61.

〔小川隆敏〕

5

腎瘻の基礎と管理

　尿路変向（変更）術とは，通常の生理的な尿の排出経路が何らかの原因で障害された時に排出経路を確保するために行う外科的な処置のことである．まず，正常の尿路の名称と尿路変向の一部を模式図で**図 5-1** に示した．尿路変向の管理を考える上で，尿路の解剖を知ることは重要である．筆者は 30 年近く泌尿器科の専門医として診療を行ってきたが，内科の医師ですら尿道と尿管を混同している場面を多く見てきたので，まずは尿路の名称を理解していただきたい．

　通常，尿は腎実質で生成され，腎盂という容量が 5 ～ 8 mL 程度の比較的狭い空間を介して尿管へと流れ，その後両側の尿管からの尿は膀胱という容量が200 ～ 600 mL 程度の下腹部にある袋状の臓器に流れ込む．そこである程度尿が溜まれば通常は尿意を感じてトイレに行き尿道を介して排出される．男性には，膀胱直下の尿道を取り囲むように前立腺が存在する[1]．そのどこかで排出経路が障害されると尿路変向（術）が必要となる．

　ちなみに尿路変向術には，ストマは必要だがカテーテル挿入は不要の回腸導管やチューブレス尿管皮膚瘻，ストマもカテーテルも不要の自然排尿型腸管代用膀胱等様々な種類がある[2~6]がその詳細は省略して，今回は腎瘻と膀胱瘻（6章参照）に関してその基礎と管理を中心に説明をしたい．

　腎瘻とは，腎臓のある側背部の皮膚から腎臓を介して直接腎盂までカテーテルを挿入して尿を排出する尿路変向[7]である（**図 5-2**）．

Ⓐ 腎瘻の基本事項

1．適　用

　何らかの原因で尿管の通過障害が起こった時，通常はまず経尿道的な尿管ステント留置が試みられる．尿管ステントがうまく腎盂と膀胱の間に留置できれ

Ⅱ ● 排泄管理に関する知識と技術

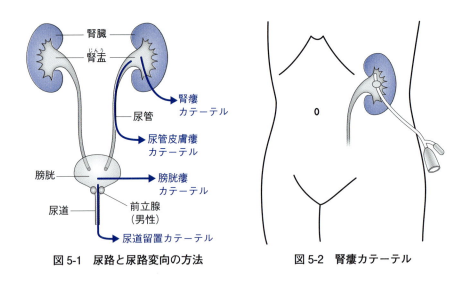

図 5-1　尿路と尿路変向の方法　　　　図 5-2　腎瘻カテーテル

ば，腎盂の尿はそのステントの内腔を介して膀胱まで流れるため，膀胱に多少の違和感はあるものの外見上は全く異常なく排尿が可能である．

　尿管の通過障害の原因としては，①尿管自体の異常と，②尿管の周囲の異常に分けられる．①には，尿管癌[5]や尿管結石や尿管の良性ポリープのほかに小児によく見られる先天性の腎盂尿管移行部狭窄症等がある．②は尿管周囲の組織が尿管を圧迫して起こるものであり，膀胱癌が尿管口や尿管に浸潤した場合，大腸癌や子宮癌や胃癌などの悪性腫瘍が後腹膜に浸潤した場合，後腹膜腔の尿管周囲のリンパ節に癌が転移した場合に多い．それ以外にも後腹膜線維症，子宮内膜症，巨大な子宮筋腫，下腹部の手術に伴う医原性の尿管損傷等で起こり得る．

　いずれにせよ尿管通過障害が起こった場合は各々の疾患の治療を行いつつ，場合によっては尿管の一部を切除して尿管−尿管吻合や尿管−膀胱新吻合でつなぎ直したり，小腸の一部を代用して尿管につないだりする手術[5, 6]が行われることがある．尿管ステント留置やそれらの試みがどうしても困難な場合に，腎瘻カテーテル挿入術の適用となることが多い．というのも，腎瘻管理は他の尿路変向に比べ管理が難しく，また患者の側背部にカテーテルがあるため患者のQOLを損なうことが多いからである．さらに，腎実質という血管の塊の臓器に穴をあけて腎盂にカテーテルを挿入するため，簡単な手術とはいえ出血の

リスクもあるからである.

2. カテーテルの種類と使い分け

腎瘻に用いられるカテーテルとしては，①腎盂バルーンカテーテル，②マレコー（マレコット型）カテーテル，③ピッグテイルカテーテル等がある.

②マレコーカテーテルとは，カテーテルの内筒を抜去すると外筒の先端が外方に屈曲して傘のように開き腎盂内に固定され抜けないような仕組みになっているカテーテルであり，通常は 10 ～ 14 Fr 程度の太さのものが多い. また，③ピッグテイルカテーテルとは文字通り先端がピッグテイル（豚のしっぽ）状の丸まった形になっているカテーテルであり，挿入した後に腎盂内で丸まるため抜けにくくなっているもので，通常は 6 ～ 10 Fr 程度のものが多い. 両者とも通常のバルーンカテーテルよりはかなり硬くコシがあるカテーテルである.

先に述べたように腎瘻は腎実質を貫いてカテーテルを挿入するため挿入時は腎実質から出血することが多く，うまくいってもしばらくはかなりの血尿が見られるものである. ピッグテイルカテーテルやマレコーカテーテルは硬く比較的細いカテーテルであり，初めて腎瘻を造設する時には出血のリスクが低いため用いられることが多い. しかし，腎盂内の固定が不安定で自然に滑脱する（抜ける）ことがあるため，カテーテルを刺入部付近の皮膚に固定する必要がある場合も多い. そのため血尿が治まり腎実質の損傷が回復したのちは，腎瘻部を徐々に拡張して比較的太めの腎盂バルーンカテーテルに交換していくことが多い.

以上の理由から，我々が在宅レベルで腎瘻の管理を行う頃には腎盂バルーンカテーテルの状態になっていることが圧倒的に多いと思われる. そのため，今後の腎瘻の管理は腎盂バルーンカテーテルを中心に述べたいと思う.

腎盂バルーンカテーテルとは，通常の膀胱留置カテーテルと同様に先端にバルーン（風船）が付いていて腎盂内でそのバルーンを膨らませて抜けないように固定する仕組み[8] になっている. 膀胱留置バルーンカテーテルとの違いは，①太さが比較的細いこと，②先端が開口型になっていること，③先端からバルーンまでの距離が短いこと，④バルーンの大きさが小さいこと，⑤カテーテルの先端付近にも長さを示す目盛り（深度目盛り）が付いていること，等である.

太さは通常 12 ～ 16 Fr 程度のものが使われることが多いが，8 Fr 程度の細いものが使われることもある. また，腎結石の術後等で腎盂が大きくなってい

る症例や血尿が強い場合など特殊なケースでは22 Frや24 Fr程度の膀胱カテーテルより太いものが使われることもある．腎盂内のスペースが小さくカテーテル交換時等にガイドワイヤーを使用することが多いため先端が開口になっている必要がある．また，腎盂のスペースが狭くカテーテルの先端で腎盂粘膜を傷つける可能性があるため先端とバルーンの間も短くなっている．同じ理由で固定のためのバルーンの容量も膀胱留置カテーテルなどは10 mLが普通だが，腎盂カテーテルの場合は5 mL程度が普通である．時には5 mLでも大きすぎてドレナージ不良や痛みの原因となるため，後で述べるように自然抜去に注意しつつバルーンを敢えて3〜2 mL程度まで減らすこともある．さらに，腎瘻の刺入部皮膚と腎盂の間は距離が短いため（通常は数 cm 程度）先端付近にも1 cmずつの目盛りが付いている．

 在宅医療での管理方法

1．清潔保持

　腎実質を介して皮膚と腎盂が直接繋がっているからといって清潔保持に必要以上に神経質になる必要はない．もちろん他の尿路変向に比べると，腎盂のスペースは狭く高圧になりやすいため逆行性上部尿路感染（腎盂腎炎，ひいては腎実質への感染波及）の危険性は高いが在宅での管理は十分可能である．

　基本的には皮膚のカテーテル刺入部も開放された創部であり，いくら消毒しても"滅菌状態"に置くことは不可能であり"減菌"を考えるのが合理的である．ある程度時間が経てば瘻孔（壁）が完成し正常なバリアが形成されるので細菌＝感染ではない．また，カテーテルは皮膚筋膜を貫いて後腹膜腔内のジェロータGerota筋膜に覆われた腎臓に達しているのであり，腹腔内との交通はないので通常腹膜炎等の心配はない．また，皮下脂肪やGerota筋膜内の脂肪組織が感染に対して防御機構として働いてくれる．むしろ耐性菌が生じないように抗菌薬の使用を慎重にしたり，通常の創傷管理と同様に皮膚のトラブルが起こらないようにすることが大切である．

　カテーテル刺入部も消毒は不要であるが，創部保護やカテーテル固定の意味でも1日1回程度のガーゼ交換は行ってもよい．また尿漏れや滲出液が多くなければ創部の感染を確認しやすいように透明なフィルムドレッシング剤で覆っ

ておいてもよい．入浴やシャワー浴は術後1週間以上経過していれば積極的に行って，皮膚の汚れを洗い流しカテーテル周囲を清潔にしておくことは大切[9]である．

カテーテル内腔も常に尿が流れているとはいえ細菌は存在して，広い意味では慢性尿路感染状態にあると考えてもよいが，発熱等の活動性の感染状態でなければ抗菌薬は使用しないほうがよい[8]．

2. 抜けないために実施しておくこと

腎瘻が造設された当初のピッグテイルカテーテルやマレコーカテーテルは糸で皮膚に固定されていることが多く自然抜去の可能性は低いが，腎盂バルーンカテーテルは前述したようにバルーンの容量が小さいので自然に蒸留水が抜けて抜去することも多く注意が必要である．バルーン内の蒸留水の量を定期的にチェックすることも必要である．

また，腎瘻カテーテルは側背部に固定されているため患者本人の視界に入り難く，体動時等に引っかけたりして事故抜去することも多く注意が必要である．

カテーテルの固定は粘着性のあるテープでカテーテル全周を覆うようにしてから皮膚に固定[10]する方が滑り等が少なく抜けにくいと思われる（**図 5-3**）．また，固定部と刺入部の距離が長いとはねやすく，万一バルーンの固定液が抜けた時に自然抜去につながりやすいため短くした方がよいと思われる．前述したようなフィルムドレッシング剤で刺入部全体を覆うようにしてカテーテルを固定するのもよい方法である．

刺入部のカテーテルの目盛りを確認したりカテーテルにマーキングしたりし

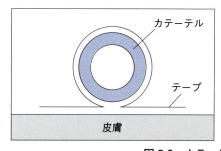 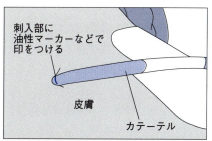

図 5-3　カテーテルの固定方法

て位置がずれていないか確認することも重要である.

3. 管理する時のポイント

　管理のポイントは，自然抜去の予防を含めて尿のドレナージを良好に保つこと，感染予防に努めること，患者の生活的精神的な負担を軽減すること等が挙げられる.

　前述のようにカテーテルの固定を工夫して抜けないようにすることは勿論であるが，カテーテルが細い場合は捻れたり屈曲したり刺入部周囲から漏れたりすることもあるため，尿量が一定の割合で流出していることを確認してもらうのも重要である.尿の流出が悪い場合，時には3〜5 mL程度の少量の生理食塩水で腎盂洗浄して洗浄できるか確認することも必要である.

　また，前述したように入浴等で周囲をよく洗浄し清潔を保つことは必要であるが，入浴前後に固定テープを交換したりする際の位置のずれや抜去にも注意が必要である.

　腎瘻カテーテルの閉塞は容易に腎盂内圧の上昇，腎盂腎炎の発症，ひいては腎機能の低下にもつながるため，尿の混濁や血尿の有無，発熱や腰背部痛，側腹部痛の有無を確認する必要もある.蓄尿袋を腰部より高く上げると尿が逆流して感染の原因になるため注意が必要[11]であり，また閉鎖式の蓄尿袋でも4週間以上経過すると尿に含まれる塩類が付着して逆流防止弁の障害が起こり逆流しやすくなることがある.

　繰り返すが腎瘻は刺入部が患者の側背部にあり患者自身の管理がしにくく，日常生活の障害やストレスの原因になることも多い.仰臥位で寝ることが，屈曲や痛みの原因になり困難な場合もある.固定の仕方やカテーテルの材質の管理を含めてそれぞれの患者に合った管理が必要である.

　また，尿の漏れやカテーテルによる皮膚障害，固定のための絆創膏や固定具による皮膚障害を防ぐためのスキンケアも求められる.

　カテーテルの交換は通常4週間ごとでよいと思われるが，尿混濁等で閉塞しやすいケースや腎盂腎炎を繰り返すケースでは，2週間ごとを目安に交換することもある.また，交換は原則として病院で行うが，どうしても通院が困難なケースなどでは在宅で交換する場合もある.その場合は，トラブル時（抜去時）の対応に注意して交換する.

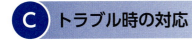

C トラブル時の対応

1. 抜去時

　前述したように腎瘻カテーテルはバルーンの固定液の容量も少なく，また，皮膚刺入部から腎盂までの距離も短いため固定等に注意していても事故抜去は時に認める．また患者自身の視野にも入り難いため，体動時等に引っかけてしまい引っ張り抜けてしまうこともある．その場合は腎瘻造設術からの期間や患者の栄養状態にもよるが数時間以内に塞がってしまうこともある．そのためカテーテルの抜去を発見したらすぐに再挿入を試みる必要がある．少々不潔でも構わないのでそのままカテーテル（バルーンが少しでも膨らんでいれば空にしてから）を刺入部から普段固定している深さまで挿入を試みる．痛みがなければいつもよりやや深めに挿入しても構わないので奥まで挿入し，十分挿入できたと思えばバルーンを膨らます前にまず生理食塩水 5 mL 程度で腎盂洗浄が可能かどうか確かめる方がよい．深さが十分でも，もし腎盂外や瘻孔内にカテーテル先端があれば，バルーンで周囲組織を損傷する危険があるからである．スムーズに洗浄ができれば腎内のスペースに入っていると考えられるため固定液を注入する．

　しかし，腎瘻の瘻孔はかなり急速に塞がるため発見時にうまく同じ太さのカテーテルが挿入できることは少ない．その場合は，とりあえず細めのネラトンカテーテルやバルーンカテーテルをできるだけ深めに挿入してそのまま皮膚にテープで固定して専門医に連絡する．万一抜去された場合に備えて挿入されている腎瘻カテーテルより少し細いネラトンカテーテル（12 Fr. の腎瘻カテーテルなら 10〜8 Fr. 程度のネラトンカテーテル）を自宅に準備しておいてもよいかもしれない．

　もしネラトンカテーテルも入らないようなら，柔らかなガイドワイヤーを腎盂や尿管内まで挿入してとりあえず腎瘻のルートを確保しておくことだけでもその後の対応が非常に行いやすくなる．完全に閉塞してしまえば後日水腎症が生じるまで待ってから再手術が必要となるが，ガイドワイヤーだけでも腎盂内に入っていればそれを利用して当日にでも瘻孔を拡張して再挿入が可能となるからである．

2. 閉塞時

屈曲やねじれや抜去がないのに尿量が急に減少した場合は，塩類や血尿や混濁尿等で内腔が閉塞している可能性を考える必要がある．その場合は，まずミルキングを試みたり，カテーテルに普段洗浄に用いているチップを接続して吸引を行ってみるとよい．それで腎盂内に溜まった尿が流出してくれば閉塞が解除された可能性が高い．しかしそれでも尿が出てこない時やよく判らない時は少量の水で腎盂洗浄を行うことである．洗浄がスムーズであれば腎盂内のスペースとの交通が良好であることを示し，大きな閉塞はないと考えられる．

ただし，前述したように腎盂内のスペースは水腎症がない場合は 3 ～ 5 mL 程度と小さいため，高圧にならないように少量の生理食塩水でゆっくりと腎盂洗浄を行う必要がある．腎盂内が高圧になれば患者自身が腰背部痛を感じるだけでなく，腎盂内の感染尿が腎実質内に逆流して腎盂腎炎を発症させる危険があるためである．

3. 感 染

腎瘻からの感染は直接腎盂腎炎を発症し，さらには敗血症となり腎臓へのダメージを与え，腎機能悪化による透析導入という事態になることもある．また，山本ら [11] によると，腎瘻の患者は担癌患者が多く，高齢であることが特徴であり，尿道留置カテーテル患者と同様にほぼ100％の患者に細菌尿が認められるとのことである．また，起炎菌としては，腎瘻刺入部が肛門から離れているため大腸菌は少なく，緑膿菌やセラチア等が多いと述べている．いずれにせよ先に述べた清潔管理のポイントを守りつつ予防に努めるとともに，万一有熱性のアクティブな尿路感染が起こった場合は抗菌療法を含めた適切な治療が必要である．

4. 瘻孔からの漏れ

カテーテル刺入部の瘻孔から尿が漏れる場合は，まずはカテーテルの閉塞や位置異常によって通常のドレナージが障害されている可能性を考える必要がある．閉塞がないか，固定のトラブル等で位置がずれていないかを確認する．それら以外の原因としては，バルーンの固定液が減少してしまっている場合もある．また，今までのカテーテルより細いカテーテルに交換した後などに尿漏れ

が起こることもある.

文　献

1) 吉田　修：ベッドサイド泌尿器科学　診断・治療編. p.1-14, 南江堂, 1986.
2) 日本泌尿器科学会：卒後教育テキスト. 2011；16（1）：194-198.
3) 栗田　孝：泌尿器科臨床コンパス. p.190-192, メディカルレビュー社, 2005.
4) 吉田　修：ベッドサイド泌尿器科学　手術編. p.323-349, 南江堂, 1986.
5) 岡　裕也 ほか：腎盂尿管癌に対する腎温存手術の臨床的検討. 泌尿紀要. 2006；52：249-253.
6) 岡　裕也 ほか：泌尿器癌の最新知識と看護のポイント―第4章；腎盂・尿管癌　診断・治療の最新知識―. Urological Nursing. 1999；4（24）：102-118.
7) 吉田　修：ベッドサイド泌尿器科学　手術編. p.48-50, 南江堂, 1986.
8) 岡　裕也：腎・尿路系の問題とマネジメント；尿路カテーテル―外来管理の問題点―. medicina. 1998；35（7）：1212-1215.
9) 長崎市訪問看護ステーション連絡協議会：在宅における腎ろう・膀胱ろう管理の手引き. p.5-6, 2012.
10) 長崎市訪問看護ステーション連絡協議会：在宅における腎ろう・膀胱ろう管理の手引き. p.7, 2012.
11) 山本洋行 ほか：多剤耐性菌侵入防止のための腎瘻ケアの検討. p.4-5, 財団法人名古屋市高齢者療養サービス事業団平成23年度公益助成事業成果報告書, 2011.

〔岡　裕也〕

膀胱瘻の基礎と管理

6

膀胱瘻とは，下腹部正中恥骨上部の皮膚から直接膀胱内にカテーテルを挿入して膀胱内に溜まった尿を体外に排出する尿路変向である（**図6-1**）[1]．**図5-1** で示したように，膀胱内に溜まった尿を排出する経路としてはこの膀胱瘻カテーテル，および，尿道を介してカテーテルを挿入して尿を排出する尿道留置カテーテル[2] がある．膀胱瘻は，何らかの原因で尿道留置カテーテルが挿入困難な場合や尿道にカテーテルを挿入しない方が望ましい場合に行われる．

A 膀胱瘻の基本事項

1．適　用

膀胱瘻は，膀胱内まで尿は流れるが下部尿路の器質的ないし機能的な通過障害が見られる場合に検討される尿路変向術である[3]．器質的な原因としては，①尿道内の異常として尿道狭窄，医原性を含めた偽尿道，尿道断裂などの尿道外傷，尿道結石の嵌頓，尿道腫瘍など，②尿道外からの圧迫閉塞として前立腺肥大症，前立腺癌，骨盤脂肪腫症[4] などがある．機能的な原因としては，膀胱の収縮力が低下して尿を排出できない神経因性膀胱[5] などがある．また，特殊な例として放射線性膀胱炎などで血尿が強い場合（膀胱タンポナーデ）や難治性の膀胱炎[6]の場合に一時的なドレナージの意味で造設されることもある．

膀胱瘻は尿道留置カテーテルと比較して，①侵襲的な処置が必要，②下腹部腹壁からカテーテルが出ているという外見上の問題，③放射線治療後や BCG 膀胱内注入治療後などの萎縮膀胱では施行できない等のデメリットもあるが，一方，①尿道留置カテーテルより清潔を保ちやすく感染のリスクが小さい[2]，②カテーテルの交換が容易，③会陰部の違和感や痛みが少なく楽（特に男性の場合）である，④細菌性前立腺炎の増悪因子になることがない，⑤経過中に自力排尿（自尿）が可能か観察できる，⑥太いカテーテルが挿入可能なため血尿

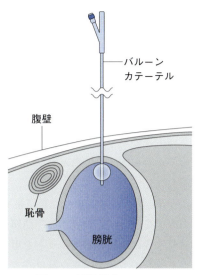

図 6-1　膀胱瘻カテーテル

や感染等でカテーテル閉塞を繰り返す症例にも有効等のメリットも多い．また，尿道留置カテーテルが挿入されている場合，特に膀胱に炎症がある場合はその刺激で利尿筋が発作的に不随意に収縮痙攣して強い尿意や膀胱痛が生じて QOL に支障をきたすことも多い．最近では安易に尿道留置カテーテルを挿入される傾向がある[2]が，長期間にわたる排尿管理が必要となる場合は膀胱瘻もよい適用である．

2. カテーテルの種類と使い分け

　膀胱瘻のカテーテルは，腎瘻のカテーテルとは異なりバルーンタイプのカテーテルがほとんど[2]である．太さは 12〜24 Fr 程度まで様々であるが，腎瘻よりは太めの 18〜20 Fr 程度のカテーテルが挿入されていることが多い．また，腎瘻と異なり造設時に出血することは少ないので初回造設時にある程度の太さまで拡張して留置されていることも多い．長さもカテーテル先端からコネクタの部分まで 25〜45 cm 程度まで様々であるが，35 cm 前後のものが使用されることが多い．尿道を介さず直接腹壁から膀胱に挿入しているため刺入部から膀胱までの距離は通常は数 cm 程度と短い．

　また，腎瘻カテーテルと同じく先端が開口型になっているものが多いが，瘻

孔が完成した後はガイドワイヤー等を使用せずに交換可能なので通常の尿道留置カテーテルを代用することもできる．膀胱瘻カテーテルはバルーンの容量が5 mLのものが多いが，尿道留置カテーテルの場合は10 mLのものが多く突発的な抜去に対して安心という面もある．ただ，バルーン部分から先端までの長さは膀胱瘻カテーテルの方が短く膀胱に対する刺激は少ないと考えられる．

尿の排出は，カテーテルに集尿袋を接続して24時間持続的に尿を集尿袋に排出させる方法と，カテーテルのコネクタの部分に専用のキャップを取り付けておき，膀胱に尿が溜まった時にトイレでキャップを開放して尿を排出する方法がある．

膀胱瘻造設[7]は，局所麻酔下に安全に施行でき侵襲も少ない．もちろん泌尿器科医が外来で行う方が望ましいが，全身状態等問題なければ在宅でも施行可能である．初回の膀胱瘻造設には膀胱瘻用キットを用いて行う．また，尿閉で尿道留置カテーテルがどうしても挿入困難な時は在宅で簡易的に膀胱瘻造設を試みてもよい．もし侵襲が不安な時は，18 G程度の太めの静脈内留置用サーフローを恥骨の少し頭側で腹壁に垂直に膀胱内まで挿入固定し，応急処置をしてから専門医にみてもらうようにするのも一法である．

在宅で膀胱瘻を造設した場合，瘻孔が完成するまで3～4週間は要するため，その間にカテーテル交換を要する時はガイドワイヤーを用いて行う方が無難である．

B 在宅医療での管理方法

1. 清潔保持

5章でも述べたとおり，基本的には皮膚のカテーテル刺入部も開放された創部であり，いくら消毒しても"滅菌状態"に置くことは不可能であり"減菌"を考えるのが合理的である．

カテーテル内腔も常に尿が流れているとはいえ細菌尿は存在しており，広い意味では慢性尿路感染状態にあると考えられる．ただ，膀胱壁は腎盂壁に比べて非常に分厚くできており血行性感染のリスクは低く，また，解剖学的にも逆行性の腎盂腎炎にはなり難いと考えられる．さらに膀胱も腎臓と同様に解剖学的には後腹膜腔に存在する臓器であり，膀胱瘻も腹腔内を通っているわけでは

ないので腹腔内感染（腹膜炎等）の危険はきわめて低い．あまり神経質にならず清潔保持を考えればよい．

入浴や洗浄等を積極的に行ってカテーテル周囲や皮膚の汚れを洗い流し，物理的に清潔にすることが大切である．カテーテル刺入部も消毒は不要であるが，創部保護やカテーテル固定の意味でも1日1回程度のガーゼ交換は行ってもよい．また，尿漏れや滲出液が多くなければ創部の感染を確認しやすいように透明なフィルムドレッシング剤で覆っておいてもよい．

2. 抜けないために実施しておくこと

腎盂に比べて膀胱のスペースは非常に大きく，バルーンの固定液は10 mL程度と十分な量を注入できるカテーテルを選択した方が望ましい．その場合でも，バルーン内の蒸留水の量を定期的にチェックすることは必要である．また，刺入部のカテーテルの目盛りを確認したりカテーテルにマーキングするなどして位置がずれていないか確認することも重要である．

腎瘻カテーテルに比べると患者の視野に入りやすいため体動時に引っ張られたりすることは比較的少ないが，それでも抜去されると再挿入術を受けなければならない可能性があるため固定はしっかりと行っておく方がよい．粘着性のあるテープでカテーテル全周を覆うようにしてから下腹部の皮膚に固定する方が滑りが少なく抜けにくいと思われる（**図5-3**参照）．また，尿道留置カテーテルの場合も同様であるが，固定部位は大腿部ではなく股関節部（鼠径部）より上方の下腹部の方がよい．理由は歩行等で下肢を動かす時にカテーテルがあまり動かない方が安全であるし，患者の膀胱不快感や痛みが少ない（特に男性の場合）からである．

3. 管理する時のポイント

管理のポイントは腎瘻の場合と同様に，尿のドレナージを良好に保ちつつカテーテルが抜けかけていないか注意してみること，尿漏れがないか観察すること，尿路感染予防に努めること，カテーテル周囲の皮膚のトラブルや滲出液を含めて感染の早期発見に努めること，患者の生活的精神的な負担を軽減すること等が挙げられる．

カテーテルの固定を工夫して抜けないようにすること以外に，刺入部周囲から尿が漏れたりしていないか，尿が一定の割合で出てきているか確認すること

Ⅱ ● 排泄管理に関する知識と技術

も必要である．もし抜けていないのに尿の流出が悪いようであれば屈曲していないか確認したりミルキングを試みたりした後に，膀胱洗浄してみることも有用[2]である．膀胱容量は大きいので 50〜100 mL 前後の生理食塩水で膀胱洗浄してみてスムーズに出し入れができれば膀胱内に入っていることが確認できる．生理食塩水の挿入に抵抗があればカテーテルの閉塞が疑われ，挿入した生理食塩水が勢いよく瘻孔周囲から漏れる場合は先端が抜けかけている可能性がある．また，生理食塩水の注入はスムーズでも回収が悪い場合は，カテーテル先端が膀胱粘膜に当たっているだけの可能性もあるため，患者の痛み等がなければもう少し多めに生理食塩水を注入してから回収を試みてもよい．いずれにせよ，腎盂洗浄に比べて膀胱洗浄は比較的容易で安全であり，情報量も多いため慣れておくと便利である．

カテーテル刺入部の皮膚の観察ポイントは，発赤や腫脹がないか，痛みや痒みがないか，尿漏れや滲出液がないか，滲出液が膿性でないか，肉芽形成や出血がないか等である．また，発熱や血尿などの尿路感染の徴候は見落とすべきではない．

さらに，膀胱瘻に伴い外観や排尿スタイルが変化することにより羞恥心や不安やストレスが増悪していないか，QOL が低下していないか，自己管理が適切にできているか等の生活的精神的な負担にも配慮することが大切である．

膀胱瘻カテーテルの交換は，ゴムやシリコンなどカテーテルの材質にもよるが最近の製品であれば 3〜4 週間ごとに交換で十分であると思われる．膀胱瘻を留置してある程度時間が経過していれば瘻孔も完成しており，在宅での交換も容易である．留置されていたカテーテルを抜去して，すぐに同じ方向に留置されていたより数 cm 程度深くまでカテーテルを挿入する．痛みがないことを確認しながらバルーンに固定水を注入する．もし心配であれば，膀胱洗浄で確認してから固定水を注入してもよい．

トラブル時の対応

1. 抜去時

腎瘻に比較すると事故抜去は少ないが，体動時等に引っかけてしまい引っ張り抜けてしまうこともある．膀胱瘻の場合は瘻孔の長さは比較的短いが，それ

でも栄養状態が良好な場合は時間単位で完全閉塞してしまい，後日再手術を受けなければならないこともある．

腎瘻の場合と同様に，カテーテルの抜去を発見したらすぐに再挿入を試みる必要がある．不潔でも構わないので，そのままのカテーテルを水洗いしてからゼリーを塗り再挿入を試みる．膀胱容量は大きいので，痛みや抵抗がなければ通常より数 cm 以上深めに挿入して構わない．十分挿入できたと思えばバルーンを膨らませる前に生理食塩水 50 mL 程度で膀胱洗浄が可能かどうか確かめた方がよい．深さが十分でも膀胱外や瘻孔内にカテーテル先端があればバルーンを膨らませることで痛みや周囲組織を損傷する危険があるからである．スムーズに洗浄ができれば膀胱内に入っていると思われ，固定液を 10 mL 程度注入して軽く牽引してバルーンが膀胱壁内部に当たった部位で固定する．

しかし，瘻孔はかなり急速に塞がるため発見時にうまく同じ太さのカテーテルが挿入できるとは限らない．その場合は，とりあえず細めのネラトンカテーテルやバルーンカテーテルをできるだけ深めに挿入してバルーンを膨らませるか，そのまま皮膚にテープで固定して専門医に連絡する．もしネラトンカテーテルも入らないようなら，柔らかなガイドワイヤーを膀胱内でとぐろを巻く程度まで十分な長さを挿入して膀胱瘻のルートを確保しておくだけでも，その後の対応が非常に行いやすくなる．ガイドワイヤーだけでも膀胱内に入っていればそれを利用して当日にでも瘻孔を拡張して再挿入が可能となるからである．

2. 閉塞時

屈曲やねじれがないのに尿量が減少した場合は，塩類や血尿や混濁尿等で内腔が閉塞している可能性もある．その場合は，まずミルキングやカテーテルに洗浄用のチップを接続して吸引を行う．その時点で勢いよく尿が流出してくれば閉塞が解除された可能性が高い．しかしそれでも尿が出てこない時やよく判らない時は前述の方法で膀胱洗浄を行う．洗浄がスムーズであれば膀胱内のスペースとの交通が良好であることを示し，大きな閉塞はないと考えられる．

3. 感　染

前述したように膀胱のスペースは通常 200 〜 300 mL 以上と大きく，また，膀胱壁は内部に収縮弛緩する筋層を有しているため腎盂，尿管，尿道等の他の尿路壁に比べて非常に分厚くできており[8]，多少感染尿が貯留しても高圧と

Ⅱ ● 排泄管理に関する知識と技術

なって血行性に感染が波及することは少ない．定かではないが，教科書的には膀胱炎では発熱することはないと言われている．また，尿管下端には尿が逆流しないような生理的な構造があり通常は膀胱炎が腎盂腎炎にまで伸展することは少ない．

また，カテーテル関連尿路感染 catheter-associated urinary tract infection (CA-UTI) [9] という概念は通常，尿道留置カテーテルに伴う尿路感染に用いる言葉であり，そういう点でも膀胱瘻の方が尿路感染のリスクはかなり低いとされている．男性における前立腺炎や精巣上体炎等の高熱を伴う尿路感染も，尿道留置カテーテルが行われている患者に圧倒的に多い [2] と考えられる．

とはいえ，前述したように入浴や洗浄等で清潔を保ち，発熱や肉眼的血尿等の活動性の尿路感染を見落とさない注意は必要である．

予防的および治療的な膀胱洗浄に関しては賛否両論があり，最近は以前に比べ積極的には行われなくなってきているが，混濁尿や血尿でカテーテル閉塞を繰り返すような患者では定期的に行うのも1つの方法である．

また，膀胱瘻や尿道留置カテーテルは場所的に肛門部に近く大腸菌による尿路感染が多い [10] とされており，最近は耐性菌の問題もあり抗菌薬の安易な使用は厳に慎むべき [2] である．

4. 瘻孔からの漏れ

カテーテル刺入部の瘻孔から尿漏れが急に起こる場合は，まず膀胱尿のドレナージ不良を疑う必要がある．また，膀胱粘膜の炎症（感染）により過剰な膀胱収縮が起こっていたり，カテーテルのサイズが変更されたりしている可能性もある．いずれにせよ，膀胱内にあまり尿貯留が多いと有熱性の尿路感染につながる可能性があるため注意する．閉塞やカテーテルの位置異常がないか，瘻孔部の皮膚に異常がないか等を確認する必要がある．

文　献

1) 長崎市訪問看護ステーション連絡協議会：在宅における腎ろう・膀胱ろう管理の手引き. p.7, 2012.
2) 岡　裕也：腎・尿路系の問題とマネジメント；尿路カテーテル─外来管理の問題点─. medicina. 1998；35（7）：1212-1215.
3) 吉田　修：ベッドサイド泌尿器科学　手術編. p.194-198, 南江堂, 1986.
4) 岡　裕也 ほか：骨盤脂肪腫症の1例. 泌尿器科紀要. 1991；37（5）：549-552.
5) 吉村耕治 ほか：子宮全摘術後に泌尿器科的処置を必要とする高度排尿障害についての多施設実態調査. 泌尿器科紀要. 2008；54：401-405.

6 ● 膀胱瘻の基礎と管理

6）岡　裕也 ほか：家族性アミロイドーシスにみられた気腫性膀胱炎の1例. 泌尿器科紀要. 1991；37
（7）：759-763.
7）栗田　孝：泌尿器科臨床コンパス. p.79, メディカルレビュー社, 2005.
8）岡　裕也 ほか：泌尿器癌の最新知識と看護のポイント—第4章；腎盂・尿管癌　診断・治療の最新
知識—. Urological Nursing. 1999；4（24）：102-118.
9）日本感染症学会 ほか：JAID/JSC 感染症治療ガイドライン 2015—尿路感染症・男性性器感染症—カ
テーテル関連尿路感染症. 日本化学療法学会雑誌. 2016；64（1）：15-16.
10）松本哲朗：尿路・性器の感染症. 標準泌尿器科学　第8版. p.195-207, 医学書院, 2010.

〔岡　裕也〕

7

在宅における
排泄困難・尿閉管理

A 排尿機能とその経時的変化

　在宅における排尿管理を考える上で，尿路の解剖学的構造を理解することは重要である．男性と女性では，特に下部尿路に違いがある（**図 7-1**）．男性尿道は全長約 25 cm なのに対し女性は 4 cm 程度と短い．さらに男性は，尿道の途中で前立腺や精巣へつながる精丘を通過して排尿される．女性は正常成人であっても，その尿道長の短さや外陰部性器（膣や肛門）と近いことから感染源は多い．さらには骨盤腔の大きさから，骨盤内臓器（子宮・膀胱・直腸など）を支える骨盤底筋群の脆弱性が出現すると，様々な性器脱が出現し，膀胱においても下垂や変形が起こることにより膀胱瘤や膀胱脱を起こし，排尿障害を起こす．男性では，加齢が進むと前立腺は 60 歳で約 50％，70 歳で約 60％ 程度と高い確率で前立腺肥大症を起こす[1,2]．下部尿路閉塞により膀胱は，憩室や線維化などを引き起こす．本項では，在宅で遭遇しやすい高齢者における排尿

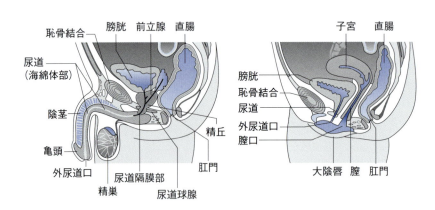

図 7-1　男性と女性の下部尿路の解剖学的違い

障害について，その病態と在宅で使いやすい治療方法を解説する.

1. 正常排尿機能と加齢による排尿機能変化

　正常な排尿は，膀胱平滑筋の収縮と内外尿道括約筋の弛緩の協調運動で行われ，腹圧や用手圧迫をしなくても排尿ができる．膀胱内に 150 〜 200 mL 程度の尿貯留が起こると膀胱壁の圧受容器が感知し，仙髄排尿中枢（S1 〜 S2）に伝達されることによって排尿反射が起こる．これにより膀胱平滑筋の収縮が起こり，膀胱内圧が高まることによって内尿道括約筋が開大する．一方，蓄尿の情報は，膀胱三角部付近に位置する骨盤内臓神経を介して脊髄神経求心路を通り，大脳へ伝えられ尿意が起こる．排尿できる状況下にあれば，陰部神経を介して自分の意思で随意筋である外尿道括約筋を弛緩し排尿が起こる．これらのメカニズムにより排尿がスムーズに行われ，残尿なく（正常残尿量は 30 mL 以下）排尿が完了する．こうした排尿機能のメカニズムは，排出機能（尿を出す機能）と蓄尿機能（尿を溜める機能）の 2 つに分けて考えるとわかりやすい（**表 7-1**）.

　高齢者の膀胱収縮力障害では，排尿筋の過剰反応 detrusor hyperactivity with impaired contractility（DHIC）が起こり膀胱容量の減少，排尿量の減少，残尿量の増加を引き起こすことがわかっている[3]（**図 7-2**）．これらは ADL の低下，全身の動脈硬化，慢性下部尿路閉塞などによる膀胱血流低下が起こり，惹起される可能性が示唆されている[4].

表 7-1　下部尿路症状の分類

下部尿路症状	排出機能障害	膀胱収縮力障害	・BOO の長期化による膀胱線維化 ・膀胱の血流障害 ・神経因性膀胱 　neurogenic bladder
		下部尿路閉塞 bladder outlet obstruction（BOO）	・前立腺肥大症 ・尿道狭窄 ・膀胱結石 ・前立腺癌
	蓄尿機能障害	・過活動膀胱 over active bladder（OAB） ・神経因性膀胱	

Ⅱ ● 排泄管理に関する知識と技術

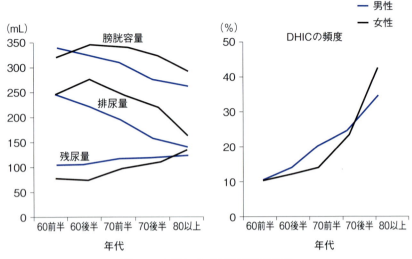

図 7-2　加齢による膀胱機能の変化
収縮力障害による排尿筋の過剰反応 detrusor hyperactivity with impaired contractility（DHIC）
（武井 実根雄：前立腺肥大症における LUTS, OAB—特に TURP により改善がみられない場合の対策—排尿障害プラクティス．2007；14（4）：299）

2. 高齢者排尿の特徴

　排泄は，人としての尊厳に関わる重要な問題である．在宅環境における排尿障害は，活動性の低下をきたすだけでなく夜間転倒や骨折の原因にもなり得る．排尿障害の病態には，男性では前立腺肥大症，女性では過活動膀胱や神経因性膀胱に遭遇することが多い．症状としては，排出障害である排尿困難と尿失禁が多く，蓄尿障害としては頻尿がある．なかでも夜間頻尿が最も介護の負担を大きくさせる．

B 前立腺肥大症

疫　学

　1955 年頃までは，日本人男性のほとんどが前立腺は萎縮傾向にあった．しかしながら現代では食生活の向上・欧米化により日本人の前立腺肥大症は急増しており，日本人男性の 80％ が 80 歳までに前立腺肥大症になると言われている[5]．

診　断

　在宅における前立腺肥大症の診断で有用なのは直腸診検査である．直腸診では，大きさ・形態・中心溝・表面性状・辺縁性状・硬さ・可動性・圧痛などの多岐にわたる情報を入手できる．直腸診では，肛門から人差し指の第2関節付近の腹側で直腸粘膜ごしに前立腺を触知できる．人差し指の腹を横に動かして表面をなぞるように検査を施行する．診断に重要な前立腺の大きさの目安として，正常前立腺では1.5 〜 2横指（前立腺重量15 〜 20 g程度），中等度肥大症では2.5 〜 3.5横指（前立腺重量35 〜 50 g程度），重度前立腺肥大症では3.5横指以上（前立腺重量50 g以上）と予測できる．現在では自宅で簡便に使用できる超音波検査もあり大きさの計測は容易になってきている．

病　態

　前立腺肥大症が進行すると，下部尿路閉塞により尿勢の低下をきたす．残尿量の増加に伴い膀胱の虚血を引き起こし膀胱の線維化が亢進する．その後に膀胱コンプライアンスの低下を引き起こし低圧膀胱となる．排出障害のみならず続発して蓄尿症状も出現する．最近では膀胱虚血から前立腺肥大症に過活動膀胱が合併することもわかってきている．

治　療

　a_1遮断薬やPDE5阻害薬などで前立腺部尿道の弛緩や生薬(エビプロスタット®) による前立腺炎症や浮腫の改善などがある．前立腺肥大症に合併する過活動膀胱に対しては，a_1遮断薬と抗コリン薬の併用も試みられる．また，a_1遮断薬とPDE5阻害薬や生薬の併用も行われている．a_1遮断薬には，シロドシン（ユリーフ®) やナフトピジル（フリバス®)，タムスロシン（ハルナール®) などがあるが，それぞれに特徴がある．シロドシンでは，血圧低下作用が少ないとされ，めまい・ふらつきの副作用が少ない．最近では膀胱血流を改善する可能性が示唆されている．また，ナフトピジルでは膀胱・前立腺 $a_{1a}<$ a_{1D} の受容体に親和性が高く，膀胱に多く分布する a_{D2} レセプターに特異的に作用し夜間頻尿を抑える効果が期待される．いずれもOD錠が発売されている．PDE5阻害薬タダラフィル（ザルティア®) では，EDの改善やテストステロンの上昇，膀胱血流改善のエビデンスも散見される．デュタステリド（アボルブ®) は専門医で治療することも多いが，a_1遮断薬と併用することも見られるようになってきている．

過活動膀胱　overactive bladder syndrome（OAB）

疫学

　日本排尿機能学会で発表されたデータでは，40歳以上の人口6,710万人のうち12.4％に過活動膀胱が存在することが示されている．過活動膀胱のうちの尿失禁を伴うものは430万人，尿失禁を伴わないものが400万人と推定されている[3]．

診断

　過活動膀胱とは，尿意切迫感を必須とした症状症候群であり，通常は夜間頻尿を伴い，切迫性尿失禁は必須ではない．過活動膀胱とは不快な蓄尿症状によって臨床的に診断されるものである．

病態

　尿意切迫感を必須症状とした症候群であり，頻尿を示す疾患の1つとして位置する．尿失禁は必須症状ではないが，腹圧性や切迫性尿失禁，これらが両方起こる混合性尿失禁として症状を呈する場合がある．在宅環境ではこれら症状により転倒や骨折が問題となり得る．65歳以上では，過活動膀胱，転倒・骨折が高頻度にみられ，転倒・骨折のリスクがそれぞれ26％および34％増大した[1]との報告もあり，夜間頻尿は高齢者における転倒の重要なリスクファクターである[6]．

治療

　漢方薬や抗コリン薬（ベシケア®，バップフォー®など），β_3作動薬（ベタニス®）などが試みられる．漢方薬では，よく使用されるものとして猪苓湯や牛車腎気丸がある．使い分けとして筆者は，慢性炎症が背景にある頻尿症には猪苓湯を，冷え症などを有する腎虚を呈する頻尿症候群には牛車腎気丸を用いている．また，抗コリン薬やβ_3作動薬の膀胱弛緩作用による膀胱容量の増大を図る場合には，投与後2週間前後で必ず残尿測定を行い，残尿が100 mL以下に保たれているかを検討し努力目標として30 mL以下の残尿になるように調整を行う．また，便秘の副作用対策も重要である．在宅高齢者では，食事や内服困難な患者も多く「貼る」という選択肢が有効である場合が多いが，最近ではオキシブチニン塩酸塩の貼付剤（ネオキシ®テープ）も開発されており嚥下困難な患者にも適した投与方法と言える．

7 ● 在宅における排泄困難・尿閉管理

D 神経因性膀胱

疫 学

在宅医療で遭遇することの多い排尿障害の1つである．下部尿路機能（排尿と蓄尿）をつかさどる神経系の異常により引き起こされる下部尿路機能障害の総称．膀胱機能異常のみではなく，尿道機能障害を伴うことが多い．

病 態

脳血管障害やパーキンソン病，認知症に伴う核上型（仙髄より上位の障害）や脊髄損傷や骨盤内手術，糖尿病性神経因性膀胱などの核下型（仙髄より下位の障害）などがある．核上型では蓄尿器に膀胱の無抑制収縮を起こし，核下型では排尿筋収縮が認められなくなる．

診 断

在宅環境では診断は困難であるが，泌尿器科外来では通常膀胱内圧測定などの尿流動態検査を行っている．自宅である程度膀胱機能を予測する方法として筆者は，ice-water test を用いている．これはもともと脊損患者に対して膀胱機能を予測するためのテストである．膀胱の神経反射は，膀胱内温度が30～32℃まで低下すると反応することを利用してice-water test では，10～20℃以下の冷水を注入して膀胱の不随意収縮と尿意の有無を見る[7]．このテストでは初期尿意と最大尿意の有無を知ることができ，通常，100～150 mL で初期尿意が，300 mL 前後で最大尿意が現れる．

治 療

神経因性膀胱は，病態に合わせた排尿管理が必要であり，前立腺肥大症や過活動膀胱も合併することがある．治療方針に関しては，**表7-2** に示す．また，夜間頻尿については8章を参照いただきたい．

E 尿閉管理

尿閉をきたす疾患には，大きく分けて前立腺疾患と膀胱疾患がある．前立腺疾患は，前述した前立腺肥大症以外にも前立腺癌や急性前立腺炎などが閉塞起点となり尿閉をきたす．膀胱疾患においても神経因性膀胱以外にも膀胱腫瘍や膀胱結石などで尿閉をきたす可能性がある．尿閉を起こした場合には，可及的

Ⅱ ● 排泄管理に関する知識と技術

表7-2　神経因性膀胱をきたす疾患と病態・治療法

核上型障害

疾患	病態	排尿障害タイプ	症状	治療
脳血管障害	脳卒中 多発脳梗塞 脳幹部病変	過活動膀胱 排出障害	夜間頻尿 切迫性尿失禁	抗コリン薬 B₃作動薬 オキシブチニンテープ 平滑筋収縮薬
パーキンソン病	30〜70％に排出障害 尿道括約筋強調不全	蓄尿障害＞排尿障害	頻尿 切迫性尿失禁	抗コリン薬 B₃作動薬 オキシブチニンテープ
認知症	アルツハイマー型 抑制系障害による 蓄尿障害	機能性尿失禁 ⇒切迫性尿失禁	尿失禁	排尿誘導 抗コリン薬 B₃作動薬 オキシブチニンテープ

核下型障害

疾患	病態	排尿障害タイプ	症状	治療
脊髄損傷	ショック期	尿道と膀胱の 弛緩により排尿 不可能	尿閉	間欠自己導尿
	回復期 仙髄より上位 核・核下型障害	尿道括約筋協調 不全	排尿途絶 残尿増加 尿閉	低圧蓄尿・低圧 排尿 自尿の管理は難 しい 間欠自己導尿
	固定期 仙髄より上位 完全脊髄損傷	排尿収縮を伴う 反射尿筋過活動 尿道括約筋強調 不全	尿失禁 尿意なし 難治性尿失禁	間欠自己導尿 尿道留置カテ 膀胱瘻
二分脊椎	仙髄中枢（S2-4）から 末梢神経障害	膀胱平滑筋の収縮障 害	尿意の喪失	間欠自己導尿 膀胱瘻
糖尿病性 神経因性膀胱	知覚麻痺性膀胱	膀胱過伸展	初期： 尿意減弱・消失 晩期： 排尿困難・尿 閉・溢流性尿 失禁	時間排尿 コリン作動薬 間欠自己導尿
骨盤内手術	膀胱血流障害 膀胱尿道への機械的 障害	低活動膀胱 尿道閉鎖圧の低下	膀胱コンプラ イアンス低下 尿失禁	間欠自己導尿⇒ 自尿訓練

7 ● 在宅における排泄困難・尿閉管理

に導尿，尿道カテーテル留置や膀胱瘻留置となる．在宅医療で問題となるのが，一度尿路カテーテル留置となると再評価が困難でありカテーテル交換が繰り返される傾向にあることである．平成26年度厚生労働科学研究費補助金地域医療基盤開発推進研究事業「被災地の再生を考慮した在宅医療の構築に関する研究」にて筆者らが行った在宅標榜医に対する関東甲信越における尿路カテーテル調査においても，尿路カテーテルの留置理由として最も多かったのが，病院からそのまま留置のケースであり尿路カテーテルの抜去の評価がきちんと行われずに自宅へそのまま帰ってくるケースが多い．在宅医療においての尿路カテーテルの功罪はあるが，ほとんどの在宅医はADLの低下や感染症を惹起する可能性を考えて抜去を試みたいとしていたが，その方法はあまり普及していないのが現状であった（**図7-3**）．こうしたことをふまえ筆者らは，自宅での簡便な検査方法の工夫や簡便な超音波機器の開発，内視鏡による尿道ステント留置の自宅での試みなどを行っている．介護者の負担軽減を目的とした尿路カテーテル留置を除き，留置されたカテーテルの積極的な抜去（カテーテルフ

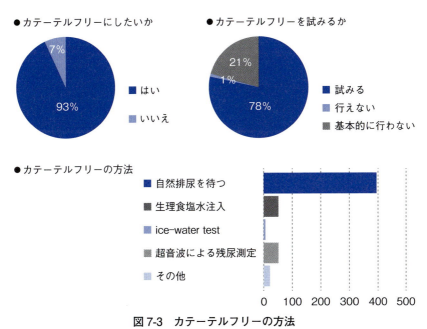

図7-3　カテーテルフリーの方法

（大島伸一：平成26年度厚生労働科学研究費補助金地域医療基盤開発推進研究事業「被災地の再生を考慮した在宅医療の構築に関する研究」）

Ⅱ ● 排泄管理に関する知識と技術

リー）を目指すことで患者の QOL や ADL の劇的な改善を経験する.

事例　自宅でのカテーテル抜去の一例

　87 歳男性，直腸癌術後，胃癌術後，人工肛門造設，左半身不全麻痺，膀胱瘻造設をされた患者

【既往歴】脳出血，聴力障害，高血圧，頸椎骨折，前立腺肥大症

【現病歴】直腸癌に対してハルトマン手術と人工肛門造設術を施行. 骨盤内手術術後の尿閉をきたし膀胱瘻造設をされ在宅医療の導入となった.

【経過】在宅導入時は，performance status（PS）3 でほぼ寝たきり全介助の状態で，歩行困難であり，ストマケアもできない状態であった. 在宅導入後は，訪問看護師によるストマケアと歩行困難に対するリハビリと日常生活サポート目的でのヘルパーの導入がなされた. 経過を追ってもなかなか ADL は改善せず，膀胱瘻は定期的カテーテル交換のみの状態であった. 尿閉の原因としては，もともとの前立腺肥大症による排出困難に加え骨盤内手術侵襲による神経因性膀胱が加味された低圧膀胱となり尿閉をきたしていることが予想された. がん患者が在宅に戻されると，主病名を軸に生活全般のサポートが始まるが，ともすると大腸癌の病名に付随する管理や半身不随麻痺に対するリハビリや生活支援に終始する. 筆者らは，本患者においては ADL を低下させているのは，大腸癌の病勢や半身不随麻痺による活動制限以外の要素として膀胱瘻の留置に注目し，そのカテーテルフリーを試みた.

【カテーテルフリーの試み】（図 7-4）在宅における排尿症状の再評価を行うことが重要である. 病歴の聴取，ADL の確認を行い，尿沈渣による尿混濁の診断，前立腺肥大症に対する直腸診，排尿チャート分析を行い，トイレ環境の調査を行う. 筆者らは，膀胱機能の残存の予測として ice-water test を用いて検査を行っている. 本患者においては，ice-water test にて尿意があり初期尿意 90 mL 最大尿意 180 mL 程度であり，膀胱機能の残存はあるが，低圧膀胱である可能性と長期バルーン留置によりやや膀胱のコンプライアンスの低下があると予測された. 排尿効率を上げるためにまず，前立腺肥大症に対する加療を開始し α_1 遮断薬（ユリーフ®）による下部尿路抵抗の改善と前立腺肥大症縮小効果を目的に抗男性ホルモン薬（アボルブ®）の内服を開始，低圧膀胱に対してはベタネコール（ベ

サコリン®）を開始した．さらに，膀胱コンプライアンスの低下には日中の膀胱瘻クランプを開始し1時間⇒2時間…⇒半日とクランプ時間を徐々に延長し膀胱訓練を併用した（図7-5）．

【経過と結果】大腸癌・ストマ管理，左半身不全麻痺，膀胱瘻などにより寝たきり状態であったが，身体リハビリとの併用もあり，膀胱瘻クランプとトイレ誘導により自尿が少量ずつ可能となった．約3か月の内服加療と膀胱訓練により自尿は可能となり同時に自力でのトイレ歩行が可能となった．排尿後に簡易残尿測定器での残尿測定や膀胱瘻クランプ解放をして残尿を測定し排尿後の残尿は30 mL以下（正常：30 mL以下）となり膀胱瘻抜去に成功した．

副次効果として，本人のADL改善と共に，やる気や活動性，睡眠の質も改善し膀胱瘻抜去後は，外出やCT検査への病院受診，ストマのセルフケアも行えるようになった．

F 在宅排尿管理の新しい試み

筆者らは，在宅におけるバルーン留置患者や尿閉患者に対しての新しい試みとして，自宅での尿道ステント留置などの在宅手術療法が可能であるかを検討

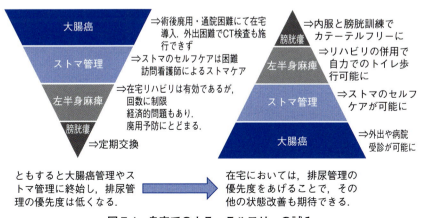

図7-4 自宅でのカテーテルフリーの試み
ともすると大腸癌管理やストマ管理に終始してしまう．排尿管理の優先順位は低い．

Ⅱ ● 排泄管理に関する知識と技術

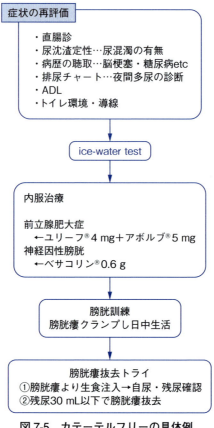

図 7-5　カテーテルフリーの具体例

している．自宅でも内視鏡検査を施行し，さらに，無線 LAN によりタブレット端末等でリアルタイム画像を見ることが可能になっている．居宅での病状の再評価と前立腺肥大症に対する尿道ステント留置など非観血的治療を行い，カテーテルフリーを目指す試みを始めている．自宅における手術療法は，居宅空間による様々な制限やリスクマネジメント，アフターフォローなど検討すべき点はたくさんあるが，簡便に身体機能評価や QOL 改善の手術や処置が可能になれば，尿路カテーテルの定期交換を繰り返すだけの在宅患者にとっては福音になると考えている．

文 献

1) 日本泌尿器科学会編：前立腺肥大症診療ガイドライン，リッチヒルメディカル，2011.
2) Homma Y et al；Neurogenic Bladder Society Committee：Epidemiologic survey of lower urinary tract symptoms in Japan. Urology. 2006；68：560-564.
3) 上原慎也：尿路感染症治療ガイドライン．岡山医会誌．2012；124：165-166.
4) 日本排尿機能学会 過活動膀胱診療ガイドライン作成委員会 編：過活動膀胱診療ガイドライン，ブラックウェルパブリッシング，2005.
5) 内閣府：平成 25 年版高齢社会白書.
6) Weiss JP et al：Nocturia in adults：etiology and classification. Neurourol Urodyn. 1998；17：467-472.
7) 日本排尿機能学会 男性下部尿路症状診療ガイドライン作成委員会 編：男性下部尿路症状診療ガイドライン，ブラックウェルパブリッシング，2008.
・ van Kerrebroeck P, Abrams P, Chaikin D, et al：The standardisation of terminology in nocturia：report from the Standerdisation Sub-committee of the International Continence Society. Neurourol Urodyn. 2002；21：179-183.
・ 日本老年医学会：健康長寿診療ハンドブック．2011.

〔斎藤恵介〕

8

在宅医療における
夜間頻尿への対策

A 夜間頻尿の基礎

　夜間頻尿とは，夜間に排尿のために1回以上起きなければならないという訴えであり，そのことにより困っている状態をいう[1]．そして，夜間の排尿回数が2回以上になるとQOLに障害をきたすおそれがあるために臨床的に問題となり，治療の対象となることが多いとされている．転倒を起こしたり睡眠不足になることが多く，夜間頻尿が命を縮めるという報告もある[2]．

　誰が（本人か同室者か介護者か家族か）何に困っているのか（夜間頻尿で眠れない，トイレに何度も連れていかなくてはならないなど），どうしてほしいのかを常に頭に入れて，その対策を立てなければならない．困っていなければ治療の対象としなくてもよいかどうかは議論のあるところであるが，夜間頻尿という症状が上部尿路障害（腎機能の悪化）と結びついていないかどうかは押さえておく必要がある．それは多くの場合，溢流性尿失禁という病態であり，排尿困難により膀胱内に多量に尿が貯留して尿が膀胱から溢れて漏れる状態である．この時腎から膀胱への尿の流れが障害されて，水腎症→腎機能障害という経過をたどる．これは，患者の腹部を触ることである程度診断することができる．多くの場合1,000 mL以上貯留していることがあるので，可能なら導尿により貯留している尿量を確かめることも大事である．**図8-1**は溢流性尿失禁の状態で導尿により下腹部の膨満が消失したところである．超音波機器が使用可能なら膀胱尿量や水腎症の有無を調べることができる．在宅で使用可能な超音波機器としては，残尿測定のためのリリアム®α-200，ブラッダースキャン®，水腎症判定のためのポータブル超音波診断装置などの機器があるが（**図8-2**），一番大事なのは身体に触れて緊満した膀胱を触知することだろう．

　次になぜ夜間頻尿が起こってくるのか，どうすれば防げるのかを考えてみる．その前に尿量について考えてみる．尿量の正常値は様々な報告があるが，細か

8 ● 在宅医療における夜間頻尿への対策

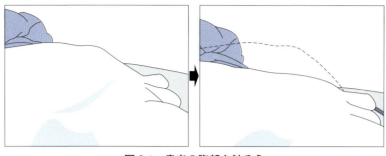

図 8-1　患者の腹部を触ろう
溢流性尿失禁の導尿前（左）と導尿後（右）

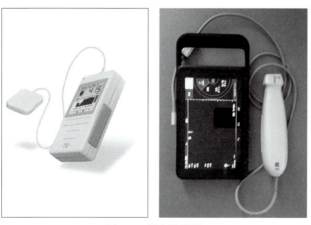

図 8-2　超音波機器
左：リリアム® α -200，右：SonoSite iViz®

い数値にこだわらず，おおむね普通の水分摂取下では1日尿量は1,000〜1,500 mLと考えてよいように思われる．夜間尿量は同様におおむね500 mL以下と考えてよいであろう．排尿日誌から夜間500 mL以上の排尿があれば膀胱容量が200 mL（膀胱容量の正常値は300〜400 mLとされているが現実は200〜250 mLのことも多いと経験上筆者は考えている）とすれば一晩に2回程度は排尿のために起きることになる．

　夜間頻尿の原因として，多尿，膀胱容量の減少，残尿，不眠があげられる（**表 8-1**）．

II ● 排泄管理に関する知識と技術

表 8-1　夜間頻尿の原因と対策

原因 (排尿日誌，残尿測定，血液検査など)		対策 (生活指導，薬物治療など)
全日多尿 (1 日 2,000 mL 以上) 夜間多尿 (夜間 500 mL 以上)	水分過剰摂取	過剰な水分摂取を避ける．水分摂取の目安は体重の 2% / 以下 / 日 コーヒー，アルコールの摂取を制限
	疾患	糖尿病（血糖，HbA1c 測定），高血圧（血圧測定），心不全（胸部 X 線で心胸郭比大，浮腫，BNP 測定），慢性腎臓病（Cr，GFR 測定）などの疾患の診断と治療 下肢浮腫には運動・下肢挙上など
	薬剤	利尿薬，向精神薬・抗コリン薬（口内乾燥による多飲），一部の糖尿病薬の投与の見直し
膀胱容量減少 (1 回尿量 200mL 以下)	過活動膀胱	排尿がまん訓練 抗コリン薬，β_3 作動薬などの投与
	前立腺肥大症	初期には膀胱刺激症状出現
	膀胱炎	尿検査で診断，抗菌薬の投与
残尿 (50 ～ 100 mL 以上)	前立腺肥大症	α 遮断薬，タダラフィル，デュタステリドなど 薬物効果なければ手術治療（TURP，HoLEP など）
	神経因性膀胱	α 遮断薬投与で残尿減少なければ間欠導尿の導入 低活動，無収縮膀胱には間欠導尿の導入 バルーンカテーテル留置は最終手段
	便秘	便塊による尿道圧迫と膀胱収縮力の低下により残尿発生 便秘の原因精査と治療
	薬剤性	抗コリン薬など残尿発生の原因薬の見直し
不眠	睡眠障害	生活指導（適度な運動，寝酒を控えるなど） 睡眠薬（商品名ロゼレム，マイスリー，ルネスタが使いやすい）
	睡眠時無呼吸 (いびきと無呼吸)	呼吸器内科，耳鼻科の受診 CPAP（持続式陽圧呼吸療法）などの治療

1. 多　尿

　多尿には全日多尿（おおよそ 1 日尿量が 2,000 mL 以上で昼夜を問わない尿の過剰産生）と夜間多尿（夜間おおよそ 500 mL 以上の排尿）がある．夜間多尿の定義として，「夜間尿量が 1 日尿量の 3 分の 1 すなわち 33% 以上」[3] がよ

く使われるが，この定義では2回以上の夜間頻尿の人の92%が夜間多尿に分類され，夜間頻尿のない人の70%も夜間多尿と分類されてしまうので，夜間1時間あたりの排尿量が90 mLという定義の方が有用という指摘もある[4]．多尿の原因としては，水分過剰摂取，糖尿病などの疾患，薬剤性があげられる．

a) 水分過剰摂取，コーヒー過剰摂取，アルコール過剰摂取など

昨今のテレビ番組などで水分の摂取が奨励され，水分の過剰摂取による夜間多尿，夜間頻尿はよく経験されるところである．口渇感が低下する高齢者では注意が必要であるが，通常は喉が乾いた時に欲しいだけ水分を摂り，高熱環境では水分摂取を心掛けて，食事を普通に摂っていれば問題は起こらないようである．コーヒーやアルコールは利尿作用があり，摂取する以上に尿量が増加し脱水の予防や治療に適さないことは認識しておくべきである．水分の摂取で「血がうすくなる，サラサラになる」「脳梗塞や心筋梗塞の予防になる」というのは科学的根拠に乏しいようである．

b) 糖尿病，慢性腎臓病，高血圧，心不全などの疾患

糖尿病は高血糖のため，腎臓が血液中のブドウ糖を水分とともに排泄しようと働くことで多尿となり，慢性腎臓病では腎臓の尿濃縮力の低下により，高血圧では日中上昇していたカテコラミン値が夜間に下降して腎血流量が増えるため，心不全では下肢の浮腫が夜間仰臥位になることで下肢の水分が体に戻ってくるために夜間多尿になるとされている[5]．これらの疾患はすでに内科的にコントロールされている場合が多いが，夜間多尿を契機に見つかることもある．

c) 薬剤性多尿

多尿を引き起こす薬剤の代表は利尿薬で，向精神薬，抗コリン薬も口渇を引き起こし，水分摂取過多になり多尿となる．最近発売された糖尿病薬のSGLT2阻害薬イプラグリフロジン（スーグラ®），ダパグリフロジン（フォシーガ®）などは近位尿細管でのグルコース再吸収を阻害し余分な糖を尿中に排出する作用をもつが，この時，糖排出とともに水分が排出され尿量が増加し，多尿の原因となることがある．

2. 膀胱容量減少（1回排尿量が200 mL以下）

a) 過活動膀胱

過活動膀胱overactive bladder（OAB）は「尿意切迫感を必須とした症状症候群であり，通常は頻尿と夜間頻尿をともなうものである」と定義されている

病態であり，脳卒中や脊髄損傷などの神経疾患によるものと加齢や原因不詳の非神経疾患によるものがある[6]．過活動膀胱により1回排尿量が減少する．

b) 前立腺肥大症

前立腺肥大症は，膀胱刺激期→残尿発生期→尿閉期と進行することが知られているが，初期の膀胱刺激期には残尿は少ないが頻尿になる．

c) 膀胱炎

膀胱炎による刺激により膀胱容量の減少が起こり，頻尿になることがある．

3. 残　尿

残尿とは，排尿後に膀胱に残る尿のことで，残尿が多ければ頻尿の原因になる．残尿発生の要因は，内因性，外因性，神経因性，薬剤性に分けて考えればわかりやすい．残尿の基準は以前は50 mL以上とされていたが，最近は100 mL以上とされることが多い．残尿の多い少ないよりも残尿が頻尿や排尿困難という症状と関連しているか，有熱性の尿路感染の誘因になっていないかが大事である．

a) 内因性

尿道内部の問題で残尿が発生する．尿道狭窄，尿道結石などで起こる．

b) 外因性

尿道外部からの圧迫によって残尿が発生する．前立腺肥大症，前立腺癌といった前立腺疾患によることが多いが，便秘のための便塊による尿道の圧迫と直腸過伸展による膀胱収縮力の低下も残尿発生の要因となる．

c) 神経因性

尿道の器質的な通過障害はないが，膀胱収縮力の低下（排尿筋低活動，排尿筋無収縮）や排尿筋が収縮しているのに括約筋が緩んでくれない排尿筋・括約筋協調不全 detrusor sphincter dyssynergia（DSD）により残尿が発生する．原疾患としては，脳卒中，脊髄損傷，子宮癌・直腸癌術後，パーキンソン病，脊柱管狭窄症などがあげられる．

d) 薬剤性

抗コリン薬を代表とする薬剤による膀胱収縮力の低下のために残尿が発生する．代表的な抗コリン薬は，プロピベリン（バップフォー®），オキシブチニン（ポラキス®），ソリフェナシン（ベシケア®），イミダフェナシン（ウリトス®，ステーブラ®）があげられる．

4. 不　眠

　夜間頻尿と不眠の関連性は強く，生活指導や薬物治療が夜間頻尿を改善させるだけでなく，睡眠の質も改善させることが報告されている．トイレに行くから眠れないのか，眠れないからトイレに行くのかは議論のあるところではあるが，夜間頻尿の治療とともに，不眠の原因となっている疾患の診断や治療も重要になる．また，睡眠時のいびきと無呼吸を主症状とする睡眠時無呼吸症候群 sleep apnea syndrome（SAS）も夜間頻尿をきたすことが知られている．睡眠は約 90 分のサイクルでできていて，特に最初の 2 周期，3 時間に深い睡眠がでてくるとされており，入眠後 3 時間以上の睡眠を確保することが重要である．治療においては，入眠後最初の排尿までの時間 hours of undisturbed sleep（HUS）をできるだけ長く確保することを目指したい．

B　夜間頻尿の検査・アセスメント

　在宅でできる夜間頻尿の検査は，夜間頻尿が夜間多尿によるものか，膀胱容量低下によるものか，残尿によるものか，不眠によるものかを判定するための検査である．

1.　トイレについていく

　原因を調べる前に，トイレについていくことで，様々なことがわかる．尿意を感じて（尿意がない場合もあるが），トイレに移動して，下着をおろして（おむつをはずして），便器に座って，排尿をして，陰部を拭いて（女性の場合），下着をつけて，服を着て，トイレのドアをあけて，部屋に戻って来るという一連の行為が排尿関連行為である．狭い意味での排尿（膀胱に尿を溜めて，適切に出す）だけでなく，排尿関連行為をうまく行うことができているかが問題となる．この排尿関連行為の評価には，トイレについていくことが一番である．外来診療場面では，問診で想像力を働かせて聴き取ることが大事だが，在宅では実際の排尿関連行為を，トイレについていくことによって，評価することができる．転倒の危険性がないか，手すりをつける必要がないか，誰が困っているのか，何に困っているのか，どうしてほしいのかを考えながら評価するのである．

2. 排尿日誌

　夜間頻尿の評価で一番力を発揮するのは排尿日誌である．排尿日誌は記載用紙とコップをこちらから提供しなければ，なかなか記載してもらえないものである．プラスチック製のコップは高額なものでもないので，筆者のクリニックから提供することにしている．ペットボトルを細工して使ってもよい．女性や高齢者でコップを持って排尿するのが困難な方には，採尿容器ユーリンパンが便利である（**図 8-3**）．おむつ排尿の方には，おむつ交換時に排尿したおむつをビニール袋に入れておいてもらって，朝起きてから一括して料理用のはかりで重さを測って，新しいおむつとの重さの差し引きで排尿量を計測している．

　目的によって記載用紙を使い分ける必要があるが，あまりに詳細なものは実施者の負担になるだけなので，1～2日記載してもらって，その結果を見ながら「尿意はどうだった」「どこで排尿したの」などの問診で，排尿状態を把握すれば，様々な情報を得ることができる．

　そして，一度自分自身で排尿日誌をつけてみることをお勧めする．コップをどこに置いておくとか，職場ではどうするとか，様々な問題に遭遇するので，つける身になって説明することができる．**図 8-4** は筆者自身の2日間の排尿日誌である．起床時の尿はその前の夜中の尿であるため起床時の尿は省く．次

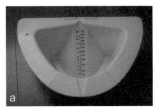
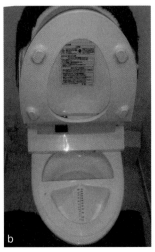

a：ユーリンパン本体
b：ユーリンパン使用方法

図 8-3　ユーリンパン

平成 24 年 9 月 13 日			
起床時刻	7 時 00 分		
就床時刻	21 時 30 分		
	排尿量	種類	飲水量
午前5時			
6時			
7時			
8時	190	[illegible]	
9時			
10時			
11時			
午後0時		お茶	200
1時	250		
2時			
3時			
4時	150		
5時			
6時			
7時	170	ビール	600
8時			
9時	100		
10時			
11時			
午前0時			
1時			
2時			
3時			
4時	470	お茶	150

平成 24 年 9 月 14 日			
起床時刻	6 時 45 分		
就床時刻	22 時 30 分		
	排尿量	種類	飲水量
午前5時			
6時	200		
7時		[illegible]	
8時			
9時			
10時			
11時			
午後0時			
1時	150	お茶	200
2時			
3時			
4時			
5時		コーヒ	200
6時	175		
7時			
8時			
9時		ビール お茶	300 100
10時	250		
11時			
午前0時			
1時			
2時	440		
3時			
4時			

起床時 410

	9/13	9/14
1日尿量	1,340 mL	1,325 mL
夜間尿量	670 mL	850 mL
夜間尿量率	50%	64%
飲水量	950 mL	800 mL

1日尿量の目安　1,000 ～ 1,500 mL
夜間尿量の目安　10 mL／kg 以上は夜間多尿
夜間尿量率の目安　33％以下
飲水量の目安　体重の２％

図 8-4　筆者自身の排尿日誌

の排尿から就寝前の排尿までの尿量が日中の尿量であり，就寝後から起床時排尿までの尿量が夜間尿量である．筆者の場合は日中尿量は 250 + 150 + 170 + 100 = 670 mL で，夜間尿量は 470 + 200 = 670 mL であり，夜間多尿を呈していたが，夜間 1 回尿量の増加により，夜間尿回数が 1 回で済んでいた．高尿酸血症があり，おそらく痛風腎による腎機能障害による夜間多尿と思われる．

排尿日誌は生活指導や薬物治療の効果を見るのにも適している．**図 8-5** は夜間多尿による夜間頻尿で困っていた 65 歳の女性に水分制限を指導して効果が得られたことを示している．**図 8-6** は過活動膀胱により夜間頻尿に困っていた 75 歳の男性に抗コリン薬を投与して，1 回尿量が増加し，夜間頻尿が改善したことを示している．

3. 尿をみる

コップに尿をとってもらい，実際に尿を観察する．現場では，尿瓶に採尿することが多いが，尿瓶では尿の色や臭いなどを観察できないので，透明のコップに採尿するか，尿瓶の尿を移しかえて観察する．肉眼的血尿がないか，尿の混濁はどうか，濃い尿か薄い尿か，臭いはどうかを観察する．可能なら検尿用

Ⅱ ● 排泄管理に関する知識と技術

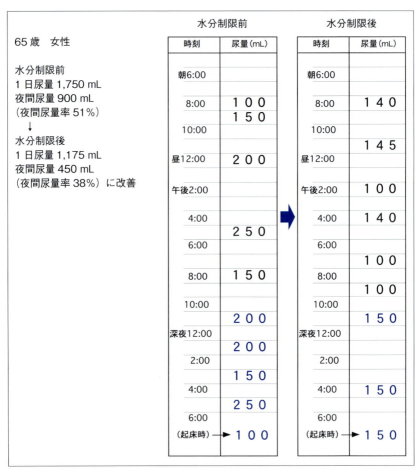

図 8-5　水分制限による夜間頻尿改善例

のテープで，尿潜血，尿蛋白，尿糖，pH などを調べる．最近では尿中の白血球の数が分かるテープもある．

4. 身体に触れる

　残尿の評価はエコーで行うことが多いが，在宅ではポータブルエコーでもない限り実施は困難である．そこで，触診残尿検査を勧めたい．図 8-7 のように下腹部の膀胱のあるあたりを圧迫して，尿が溜まっている感じ（排尿後なら残っている感じ）がないかどうかを患者に問う方法である．筆者の経験では

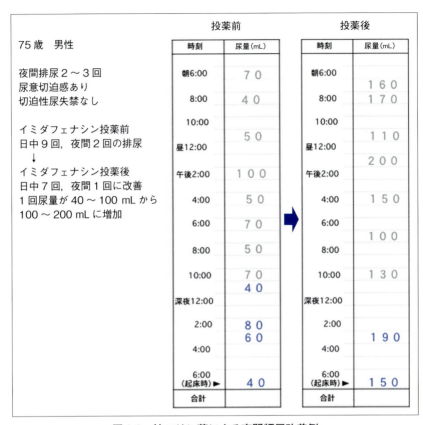

図 8-6　抗コリン薬による夜間頻尿改善例

50 mL 以上の残尿を予測するのに約 80％の正解率であった（**表 8-2**）．当たらずといえども遠からずである．もちろん前述した尿閉状態（あるいは溢流性尿失禁）での緊満した膀胱を見逃さないことは言うまでもない（**図 8-1**）．

　医療職も看護職も直腸診を行う習慣をつけてほしい．会陰部の触覚は正常か，肛門括約筋の緊張はどうか，直腸内に便塊がないかどうか，肛門括約筋の収縮は可能か，前立腺の腫大がないかどうかを観察する．

5. 血液検査，尿細胞診

　可能なら血糖測定，HbA1c 測定，腎機能評価（Cr, GFR），心不全評価（BNP 測定，胸部 X 線での心胸郭比，浮腫の有無）を行って，基礎疾患として糖尿病，

Ⅱ ● 排泄管理に関する知識と技術

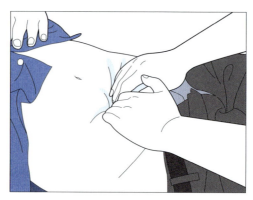

図 8-7 下腹部触診

表 8-2 触診残尿感とエコー残尿

		触診残尿感				計
		なし		あり		
エコー残尿	0～19mL	71	106	3	10	74
	20～49mL	35		7		42
	50～99mL	17	24	24	38	41
	100～149mL	5		4		9
	150～199mL	1		5		6
	200mL～	1		5		6
	計	130		48		178

正解率＝ 144 ／ 178（約 80％）

慢性腎臓病，心不全をもっていないか調べる．また，男性の場合は前立腺癌の除外のため PSA 検査も行う．血尿があれば肉眼的，顕微鏡的にかかわらず，尿細胞診の提出が望ましい．

 ## 夜間頻尿の治療（生活指導と薬物治療）

　夜間頻尿の原因により治療方針を立て，いろいろやってみる．転倒防止のため，二階で寝ていたのを一階に変えるとか，階段や廊下に手すりをつけるなどの工夫も必要である．尿瓶の活用も一考を要する．

1. 基礎疾患がないか（あれば治療を勧める）

　糖尿病，高血圧，慢性腎臓病，心不全などの夜間多尿をきたす基礎疾患が見つかれば，診療ガイドラインなどを参考にそれらの治療を行う必要がある．内科以外の泌尿器科などの医師との協力も必要で，電話一本で相談できる医師医師連携のためには日頃のつきあいが大事になる．

2. 薬物・生活習慣を聞き出す

　利尿薬，抗コリン薬の服用の有無，水分過剰摂取，アルコール，コーヒーなどの摂取状況を聞きだす．そして，まずは飲水制限から始めてみる．1日の水分摂取量は体重の2%以下が目標で，こまめに少量ずつの水分摂取や氷片を口に含むことで口渇が改善されることもある．運動療法も効果的で，下肢への水分蓄積の改善が図られる．

3. 過活動膀胱（OAB），前立腺肥大症，低活動膀胱の薬物療法

　尿意切迫感が強くない場合でも，1回排尿量が少ない時は過活動膀胱に準じて薬物療法を行うことがある．筆者は過活動膀胱の治療薬の第一選択はミラベグロン（ベタニス®）にしている．抗コリン薬にみられる口内乾燥や便秘といった副作用がなく，安心して投与できるからである．ミラベグロンの効果がなければ，イミダフェナシン（ウリトス®，ステーブラ®），フェソテロジン（トビエース®），ソリフェナシン（ベシケア®）を選択し，それでも効果が乏しければ，プロピベリン（バップフォー®）やオキシブチニン（ポラキス®）の投与を考慮する．オキシブチニンには貼付剤（ネオキシ®テープ）もある．これら抗コリン薬には口内乾燥と便秘という副作用があるので注意が必要である．

　前立腺肥大症の治療については7章を参照されたい．膀胱収縮力の低下による排尿困難，残尿発生にはコリン作動薬のジスチグミン（ウブレチド®）が投与されることがあるが，その効果は限定的なことが多く，副作用である下痢やコリン作動性クリーゼ（発汗，縮瞳，呼吸困難，ショック）などの発生に注意が必要である．

4. 不眠対策

　いびきや無呼吸があれば，睡眠時無呼吸症候群（SAS）の可能性があり，呼

吸器内科や耳鼻科の専門医に相談するのがよい．眠剤の投与は必要最小限にとどめる必要があるが，ラメルテオン（ロゼレム®），ゾルピデム（マイスリー®），エスゾピクロン（ルネスタ®）が非専門医でも使いやすい薬である．

5. 専門医紹介

専門医（特に泌尿器科）紹介のタイミングは，①肉眼的血尿，尿細胞診陽性または疑陽性，② PSA 4.0 以上，③水腎症，④残尿 100 mL 以上，⑤神経疾患，⑥腹圧性尿失禁，⑦治療効果が乏しい場合である．

D 在宅医療だからできる対応（多職種連携）

多職種連携の重要性を認識しているものの，必ずしも容易にできるわけではない．多種職が一堂に会してのカンファレンスなんて持ちようがないといった方は多いと思うが，その形にこだわらず小さなことでも電話一本（今では LINE 一本？）で話し合える関係づくりが大事なように思える．筆者は今は一緒に仕事をすることが多い訪問看護師と LINE でつながっており，何でも即座に相談できるし，相談されることもある．訪問看護師からケアマネジャーにつないでもらって，訪問リハビリテーションやヘルパーの利用や調整を行ってもらっている．それぞれの立場や環境でつながり方が違ってくると思うが，いつでも何でも頼める，頼まれる関係づくりが大事であると思う．

筆者の往診セットである（図 8-8）．携帯用エコー，導尿セット，交換用カテー

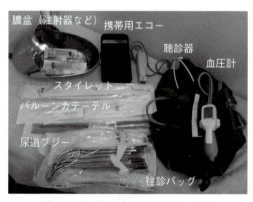

図 8-8　泌尿器科医の往診セット例

テル，膀胱洗浄セットを車に積み込んで往診に出かける．どんな相談にも嫌な顔せずに，気軽に応じることが大事だと思っている[7].

文 献

1) 日本排尿機能学会夜間頻尿診療ガイドライン作成委員会 編：夜間頻尿診療ガイドライン．ブラックウェルパブリッシング，2009.
2) 中川晴夫 ほか：夜間頻尿 Update もう外来で困らない　夜間頻尿と転倒骨折・死亡リスク．Urology View. 2010；8（3）：96-99.
3) van Kerrebroeck P, et al：The standardisation of terminology in nocturia：report from the Standardisation Sub-committee of the International Continence Society. *Neurourol Urodyn* 2002；21：179-183.
4) 青木芳隆：特集　夜間頻尿を診る―これを読めば解決！Ⅰ．病態 夜間頻尿の病態．臨泌．2015；69（6）：438-443.
5) 喜馬啓介 ほか：高齢者の体位変換による体水分変化が夜間頻尿に及ぼす影響について．泌尿器科紀要．2016；62：243-248.
6) 日本排尿機能学会 過活動膀胱診療ガイドライン作成委員会：過活動膀胱診療ガイドライン 第2版．リッチヒルメディカル，2015.
7) 小川隆敏：特集 QOL を重視した高齢者の泌尿器科疾患治療 在宅医療と排尿障害の治療：在宅医療における QOL とは，どのように確保するか．Urology View. 2006；4（2）：81-85.

〔小川隆敏〕

9

在宅における
尿路感染症

　高齢人口の増加に伴い在宅医療の重要性が増している．2014年度の統計では人口の約24％が65歳以上という超高齢社会であり，今後も2050年頃まで高齢者が増加していく[1]．感染症全体の40％程度を占めると言われている尿路感染の大多数が，腸内細菌属（大腸菌，Klebsiella属，Serratia属，Citrobacter属，Enterobacter属など）によって引き起こされる[2]．ほとんどの場合が，外因性に外尿道口から逆行性感染を起こすことが原因と考えられる．下部尿路閉塞により膀胱は，憩室や線維化などにさらされる．男性においても侵入門戸は外尿道口からがほとんどであるが，有熱症状を引き起こしやすい前立腺や精巣を通過する．男女ともに逆行性感染を起こし膀胱内での菌の繁殖により上行性感染を引き起こし腎盂腎炎に至るが，正常な排尿システムの機能が保持されていることが感染防御の1つとなっている．

　これらをふまえると高齢者では，下部尿路閉塞，膀胱機能低下などの排尿機能低下[3]や飲水摂取量の低下，ADLの低下，免疫力の低下等により感染を引き起こしやすい．さらに尿路感染症は高齢者に多いカテーテル留置にも密接に関係している．本項では，多くの高齢者尿路感染症の原因となっている排尿障害にも注目し，尿路感染症との関係を述べ，また，病態別の抗菌薬の使用方法を解説する．

A　高齢者で生じやすい尿路感染症

　高齢者尿路感染症は，その原因や部位は多岐にわたる．ほとんどの場合が，排尿障害をきたす基礎疾患をもち尿混濁を起こす．その上でさらに閉塞機転（尿路結石・前立腺癌・膀胱癌・尿管癌・前立腺肥大症など）や膀胱尿管逆流現象を起こすことで重症化する．表9-1に尿路感染症や尿路閉塞を起こす泌尿器科疾患を部位別に列記する．

　泌尿器科感染症は，実質臓器（腎・副腎・前立腺・精巣・精巣上体）の感染

表9-1 尿路感染症や尿路閉塞を起こす泌尿器科疾患

腎	・腎腫瘍 ・腎膿瘍 ・腎嚢胞感染	前立腺	・前立腺癌 ・前立腺肥大症 ・前立腺炎（急性・慢性） ・前立腺膿瘍
腎盂尿管	・腎盂腎炎（単純性・複雑性） ・尿路結石による閉塞性腎盂腎炎 ・尿管腫瘍による閉塞性腎盂腎炎 ・腎盂尿管移行部狭窄症	精巣	・精巣腫瘍 ・陰嚢水腫 ・精巣炎 ・精巣上体炎 ・フルニエ症候群
膀胱	・膀胱腫瘍 ・膀胱炎（単純性・複雑性） ・神経因性膀胱 ・膀胱尿管逆流	生殖器	・亀頭包皮炎 ・尖形コンジロームなど
		尿道	・尿道炎

と管腔臓器（尿管・膀胱・尿道）の感染に分けることができる．有熱症状を引き起こす病態は実質臓器への感染であり血行性感染を起こす．管腔臓器では閉塞を起点に管腔内圧が上昇し逆行性感染を起こしやすく感染症が重症化する．感染予防の観点から考えると，尿流を妨げない，管腔内の圧を上昇させないことが重要であり，速やかに抗菌薬治療やドレナージが必要となる．尿路感染症の重症化は血行性感染から菌血症となり，ひいては敗血症からショックを引き起こし uro sepsis の状態となる（図 9-1）．

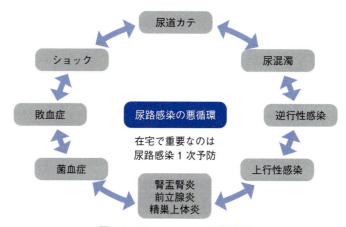

図 9-1 Uro sepsis の発生機序
膀胱炎をはじめとする尿路感染症は，高齢者で最も多い感染症の1つ．

Ⅱ ● 排泄管理に関する知識と技術

B 在宅における尿路感染症治療

　在宅環境にいても，尿沈渣定性・尿培養の提出は可能である．検査結果が出るまでに数日の期間がかかるが，尿培養などは病院医療においても1週間以上の検査期間を要する．

　高齢者において尿路感染症は生命予後にも直結する重要な感染症であり，抗菌薬は各患者においてテーラーメイドすることが重要である．

　以下に「JAID/JSC 感染症治療ガイド 2014」[4]，**表 9-2** を元に，尿路感染症における抗菌薬の使用法を中心とした治療ガイドラインについて概説する．

表 9-2　尿路感染症への抗菌薬使用

	第一選択		第二選択		難治例・重症例	
	種　類	日数 (日)	種　類	日数 (日)	種　類	日数 (日)
急性単純性膀胱炎	経口 LVFX 経口 CPFX 経口 TFLX	3 3 3	経口 CCL 経口 CFDN 経口 CFPN-PI 経口 CPDX-PR 経口 FOM 経口 FRPM	7 5〜7 5〜7 5〜7 2 7	―	―
高齢女性の膀胱炎	経口 CPFX	3or7	経口 LVFX	3or7		
複雑性膀胱炎 （カテーテルなし）	経口 LVFX 経口 CPFX 経口 TFLX 経口 STFX 経口 CVA/AMPC	7〜14 7〜14 7〜14 7〜14 7〜14	経口 CFDN 経口 CPDX-PR 経口 CFPN-PI	7〜14 7〜14 7〜14	点滴 MEPM 点滴 DRPM 点滴 IPM/CS 点滴 CFPM 点滴 CZOP 点滴 TAZ/PIPC	3〜14 3〜14 3〜14 3〜14 3〜14 3〜14
急性単純性腎盂腎炎 （思春期〜閉経期の女性） （軽症・中等度）	経口 LVFX 経口 CPFX 経口 TFLX 経口 STFX 経口 CVA/AMPC	7〜14 7〜14 7〜14 7〜14 7〜14	経口 CDTR-PI 経口 CFPN-PI 経口 CPDX-PR ＊経口開始時にのみ one-time in-travenous agent として CTRX キノロン系 ア ミノグリコシド 系は推奨	14 14 14	点滴 MEPM 点滴 DRPM 点滴 IPM/CS 点滴 CFPM 点滴 CZOP 点滴 TAZ/PIPC	3〜14 3〜14 3〜14 3〜14 3〜14 3〜14

9 ● 在宅における尿路感染症

急性単純性腎盂腎炎 （思春期〜閉経期の女性） （重症）	経口 LVFX 経口 CPFX 経口 TFLX 経口 STFX	7〜14 7〜14 7〜14 7〜14	経口 CDTR-PI 経口 CFPN-PI 経口 CPDX-PR ＊経口開始時にのみ one-time intravenous agent として CTRX キノロン系 アミノグリコシド系は推奨	14 14 14	点滴 MEPM 点滴 DRPM 点滴 IPM/CS 点滴 CFPM 点滴 CZOP 点滴 TAZ/PIPC	3〜14 3〜14 3〜14 3〜14 3〜14 3〜14
複雑性腎盂腎炎 （カテーテル非留置症例）	経口 LVFX 経口 CPFX 経口 TFLX 経口 STFX	7〜14 7〜14 7〜14 7〜14	経口 CDTR-PI 経口 CFPN-PI 経口 CPDX-PR ＊経口開始時にのみ one-time intravenous agent として CTRX キノロン系 アミノグリコシド系は推奨	14 14 14	第一選択 点滴 CAZ 点滴 CTRX 点滴 TAZ/PIPC 第二選択 筋注・点滴 AMK 点滴 PZFX 点滴 CFPM 点滴 IPM/CS 点滴 MEPM 点滴 DRPM	 3〜14 3〜14 3〜14 3〜14 3〜14 3〜14 3〜14 3〜14 3〜14
ウロセプシス （尿路原性敗血症）	点滴 CAZ 点滴 MEPM 点滴 IPM/CS 点滴 TAZ/PIPC 点滴 PZFX 点滴 CPFX	投与期間は，解熱後または合併症（膿腎症などの尿路閉塞や腎膿瘍など）のコントロール後3日〜5日とするが，病態により長期間の投与が必要な場合がある．重症度に応じて2回投与よりも3回投与が推奨される．	—	—	—	—
カテーテル関連尿路感染症	点滴 TAZ/PIPC 点滴 CAZ 点滴 CFPM 点滴 MEPM	7〜21 7〜21 7〜21 7〜21	点滴 CPFX 筋注・点滴 GM 筋注・点滴 AMK 点滴 PZFX	7〜21 7〜21 7〜21 7〜21	—	—

LVFX：レボフロキサシン；クラビット［錠・注］，CPFX：シプロフロキサシン；シプロキサン［錠・注］，TFLX：トスフロキサシン；オゼックス［錠・細粒］，CCL：セファクロル；ケフラール［カプセル・細粒］，CFDN：セフジニル；セフゾン［カプセル・細粒］，CFPN-PI：セフカペンピボキシル；フロモックス［錠・細粒］，CPDX-PR：セフポドキシムプロキセチル；バナン［錠・ドライシロップ］，FOM：ホスホマイシン；ホスミシン［錠・ドライシロップ・注］，FRPM：ファロペネム；ファロム［錠・ドライシロップ］，STFX：シタフロキサシン；グレースビット［錠・細粒］，CVA/AMPC：クラブラン酸／アモキシシリン；オーグメンチン［錠］・クラバモックス［ドライシロップ］，MEPM：メロペネム；メロペン［注］，DRPM：ドリペネム；フィニバックス［注］，IPM/CS：イミペネム／シラスタチン；チエナム［注］，CFPM：セフェピム；マキシピーム α［注］，CZOP：セフォゾプラン；ファーストシン［注］，TAZ/PIPC：タゾバクタム／ピペラシリン；ゾシン［注］，CDTR-PI：セフジトレンピボキシル；メイアクト［錠・細粒］，CTRX：セフトリアキソン；ロセフィン［注］，AMK：アミカシン；ビクリン［注］，PZFX：パズフロキサシン；パシル［注］，CAZ：セフタジジム；モダシン［注］，GM：ゲンタマイシン；ゲンタシン［注］

Ⅱ ● 排泄管理に関する知識と技術

1. 尿路感染症の分離菌と病態

尿路感染症は，臨床経過から急性と慢性，基礎疾患の有無から単純性と複雑性，感染の部位により上部尿路（腎盂腎炎等）と下部尿路（膀胱炎等）に分離される．それぞれを組み合わせて疾患名となる．単純性と複雑性では，治療に対する考え方が大きく異なる．

a) 尿路感染症の病態

単純性尿路感染症は，基礎疾患のない宿主において，細菌が尿道および腎に逆行性に感染することによって発症し，通常は抗菌薬の投与で治癒する．複雑性尿路感染症は，尿路に基礎疾患を有する宿主における尿路感染症である．基礎疾患が存在する限り，抗菌薬の投与のみでは再感染や再燃の可能性が高く，治療の基本は，基礎疾患を解決することであり，漫然と抗菌薬を投与することは，耐性菌予防の観点からも慎むべきである．

b) 分離菌と薬剤感受性

単純性尿路感染症の分離菌は，グラム陰性桿菌が多く，その中でも大腸菌が全体の約70％を占める．そのため，大腸菌をターゲットとして抗菌薬を選択する．一般に薬剤感受性は良好であるが，近年，単純性尿路感染症においても10％程度がフルオロキノロン系に対する耐性を示し，注意が必要である．

複雑性尿路感染症では単純性と比べ，大腸菌の分離頻度が減少し，腸球菌やブドウ球菌などのグラム陽性球菌，緑膿菌などの弱毒菌の分離頻度が増加する．また，カテーテルが留置されている複雑性尿路感染症では，大腸菌の分離頻度がさらに減少し，緑膿菌やグラム陽性球菌の分離頻度がさらに増加する．大腸菌のフルオロキノロン系に対する耐性率は30％以上，カテーテル留置症例に限れば，さらに耐性化が進んでいる．さらに，グラム陽性球菌や弱毒菌の中でも，メチシリン耐性ブドウ球菌，多剤耐性緑膿菌の分離頻度も高く，注意を要する．

2. 膀胱炎

a) 急性単純性膀胱炎

大腸菌をターゲットとして抗菌薬を選択する．男性に発症することは稀であり，その場合は，複雑性尿路感染症を念頭に，基礎疾患の有無を検索する．グラム陽性球菌に分離頻度が高い閉経前女性においては，キノロン系薬の有効率は90％，セフェム系薬

の有効率は75%と推定される．原因菌としてグラム陰性菌が強く疑われる場合には，セフェム系薬または，ホスホマイシン，ファロペネム等を選択する．グラム陰性菌におけるキノロン系抗菌薬，基質特異性拡張型 β ラクタマーゼ extended spectrum β lactamase（ESBL）産生誘導（collateral damage）を避けるためにも，キノロン系抗菌薬（または第三世代セフェム系薬）を常に第一選択にすることは控えるべきである．

b) 高齢女性（閉経後）の膀胱炎

閉経女性における膀胱炎は治癒率が低く再発率が高い．そのため，高齢女性においては3日間の抗菌薬投与期間では不十分と考えられているが，シプロフロキサシン3日間投与と1週間投与を比較して有効率，再発率に差がなかったと報告されている．抗菌薬の選択は，急性単純性膀胱炎に準ずる．治療困難な場合は，基礎疾患の有無を検索する．再発予防として，50歳以上に女性においてクランベリージュースの有効性が報告されており，果汁65%飲料を1日1回内服することにより，プラセボと比較して有意に再発を抑制する．経膣エストリオール（0.5mg/日）が有効との報告もあるが，わが国では一般的ではない．

c) カテーテル留置のない複雑性膀胱炎

尿路や全身に基礎疾患を有する場合，膀胱炎を起こしやすく，再発，再燃を繰り返しやすい．代表的な基礎疾患は前立腺肥大症，前立腺癌，神経因性膀胱，尿道狭窄，膀胱結石などの下部尿路閉塞による排尿障害であり，小児においては尿路の先天異常が多く，高齢者では尿路の悪性腫瘍や神経因性膀胱などが多い．複雑性膀胱炎においては，適切な尿路排尿管理や全身基礎疾患の正確な把握が必要であり，抗菌薬は補助的となる．

新経口セフェムや経口キノロンなどスペクトラムが広く，抗菌力の強い薬剤を7～14日間投与する．投与4～5日目に効果判定を行い，薬剤感受性検査の結果を見て，変更を考慮する．経口薬で治療困難な場合は，注射薬を考慮する．

3. 腎盂腎炎

a) 急性単純性腎盂腎炎

大腸菌が主体（約70%）であり，その他のグラム陰性桿菌として *Klebsiella pneumoniae* や *Proteus mirabilis* などもときに関与する．稀にグラム陽性球菌の *Staphylococcus saprophyticus* や *Enterococcus faecalis* などが原因菌となる．

腎排泄型の薬剤を選択し，軽症例では外来・経口薬で 7 〜 14 日間，重症例では入院・注射薬で 14 日間投与する．治療開始 3 日後に効果判定を行い，注射薬の場合は，症状寛解後 24 時間を目処に内服薬に変更，合計で 14 日間投与する．地域の単純性尿路感染症由来の大腸菌が，キノロン系薬に対し 20％ 以上の耐性を示す場合や，過去 6 か月以内にキノロン系の投与歴がある場合は，キノロン系抗菌薬を選択しない．

b）急性単純性腎盂腎炎（閉経後）

自覚症状，検査所見，原因菌は急性単純性腎盂腎炎と同じである．閉経後の女性では，尿路感染症の頻度が増加し再発も多い．尿路や全身性の基礎疾患の検索が重要である．

c）複雑性腎盂腎炎（カテーテル非留置症例）

尿路・全身性基礎疾患を有する患者の腎盂腎炎を複雑性腎盂腎炎という．症状は急性単純性に比べて軽いこともあるが，基礎疾患がある限り再発，再燃を繰り返す．代表的な基礎疾患は，前立腺肥大症，前立腺癌，神経因性膀胱，尿道狭窄，膀胱結石などの下部尿路閉塞による排尿障害である．各施設や地域における薬剤感受性パターンを認識し，適切な薬剤選択を行わなければならない．Empiric therapy では治療開始 3 日後を目安に効果判定し，培養結果が判明次第，薬剤感受性検査成績に基づき薬剤の変更（definitive therapy）を行う．治療効果が認められる場合でも，薬剤感受性検査成績に基づいて，より狭域スペクトルの薬剤に de-escalation することが望ましい．水腎症，膿瘍形成，ガス産生などがみられる場合には，尿管ステントや経皮的腎瘻造設術などのドレナージが早急に必要となる．

4. 尿路原生敗血症（ウロセプシス）

ウロセプシスは尿路感染症により生じた敗血症と定義され，全敗血症の約 25％ を占める．集中治療室でのウロセプシスの多くは，院内感染の尿路由来であり，その 90％ 以上が尿路留置カテーテルに関連したものである．先行する膀胱炎や，発熱を含んだ腎盂腎炎・前立腺炎・精巣上体炎の症状がみられる．ショック状態を伴うことがあり血行動態に注意が必要である．ウロセプシスにおいても，尿流に停滞を解除しなければ治癒に至らない場合がある．したがって，水腎症，膿瘍形成，ガス産生などがみられる場合には，尿管ステントや経皮的腎瘻造設術などのドレナージが早急に必要となる．治療薬は，腎排泄型で

抗菌スペクトルが広く抗菌力に優れている β-ラクタマーゼ系薬，キノロン系薬を選択する．原因菌が薬剤耐性の場合も少なくないため，薬剤感受性検査成績の判明後はその結果に基づいて薬剤選択を行う de-escalation 療法を行う．

5. カテーテル関連尿路感染症 catheter-associated urinary tract infection（CA-UTI）

通常無症状であるが，カテーテルの閉塞など尿路内圧が上昇した際に，発熱などの症状を呈する．無症状の場合は治療不要であり，有症状の場合は，閉塞の解除と同時に抗菌薬を投与する．原因菌はグラム陰性桿菌の頻度が高く，特に緑膿菌の分離頻度が高いため抗緑膿菌作用のある抗菌薬を選択する．投与期間は個々の病状により変わるが，漫然と長期間投与しないようにする．高齢者や在宅医療を受ける患者に多くみられ，比較的容易に急性前立腺炎や精巣上体炎，腎盂腎炎に移行するために注意が必要である．カテーテルの適用の見直しやカテーテル抜去ができる排尿状態への改善や ADL の向上が求められる．

C 重症化した尿路感染症に対する外科的処置

尿路感染症においては，重症化すると菌血症から敗血症 sepsis へと移行し高齢者では死に至る可能性もある．前述したように複雑性尿路感染症から移行することが多く，その基礎疾患を同定し解決する必要がある．

重症化した腎盂腎炎では，腎瘻造設や尿管ステント留置等のドレナージや前立腺膿瘍や陰嚢内の感染が重症化したフルニエ症候群では切開排膿が必要になる．

D 在宅における尿路感染症予防法

尿路感染症を回避するためには，高齢者においては一次感染予防が重要となる．腫瘍や尿路結石など基礎疾患をもった者に対してはその加療は重要であるが，高齢者の感染症の大多数が排尿障害に起因している．このため排尿管理は非常に重要である．特に，高齢男性では前立腺肥大症による下部尿路閉塞，女性においては神経因性膀胱による排尿障害，さらにはカテーテル留置による CA-UTI が問題となる．頻尿や排尿困難感，尿切迫感など排尿においては

Ⅱ ● 排泄管理に関する知識と技術

QOL を損なう様々な症状が存在するが，感染症対策において重要なことは，残尿なく排尿ができているかである．また，1 日の尿量を把握することが重要な尿路感染予防対策となる．残尿測定には，超音波を使用した残尿測定や自宅や外来で簡便に残尿のみ測定できるブラッダースキャン®（簡易超音波残尿測定器）があるが，より簡便な指標は本人の残尿感と排尿回数と間隔である．こうした情報は排尿日誌が多くの情報をもたらしてくれる．排尿チャートは，1日排尿量・日中や夜間の尿量の把握や排尿回数（日中・夜間）・1 回尿量・飲水の種類や量との関係が把握できる．しかしながら，在宅患者ではこれら排尿記録の作成は困難である．筆者は，夜間多尿の診断を目的に甕を用意して日中と夜間の尿量のみを把握している．おむつの場合には日中と夜間のおむつの重さを測るだけでよい．夜間排尿インデクス：夜間尿量 ÷1 日尿量 = 33％以上で夜間多尿と診断できる．在宅環境でこの検査を実施する有益性は，本人や家族が尿量の変化を把握することで加齢の変化への理解が進み，心理的にも介護への負担感が軽減できることにあると感じている．

E 在宅医療における尿路感染症の現状

　筆者らは，平成 26 年度厚生労働省科学研究班 地域医療基盤開発推進研究事業にて在宅における尿路感染症，尿路カテーテルと CA-UTI に関する実態把握研究を，関東甲信越地方 3,800 件の在宅標榜医に対して行っている．

　その結果では，在宅クリニックでは何らかの形で尿路カテーテル管理に関わっている割合は 77％と高率であった．尿路カテーテル留置の適用決定は62％のクリニックで自院決定が行われていた．しかしながら専門医への相談を57％の施設で行うとしており，適用に関しては慎重に行われていた．その中で，尿路カテーテル留置の理由を見てみると，①病院からそのままつながってきた64.7％，②神経因性膀胱 58.1％，③前立腺肥大症 45.3％，④がん末期 23.5％，⑤神経難病 22.6％，⑥トイレ誘導・おむつ交換など家族負担の軽減目的 16.7％，認知症 8.1％，その他 4.1％であった（**図 9-2**）．大きな問題は，病院で留置されたカテーテルが在宅では延々と交換が繰り返されている可能性があることにある．本調査においても，自宅での尿路カテーテル再評価を望む医師は多かったが，自宅での尿路カテーテルの抜去トライへのスキルがまだ普及しておらず，カテーテルを抜いて自然排尿を待つ方法が大多数を占める結果となっていた．

9 ● 在宅における尿路感染症

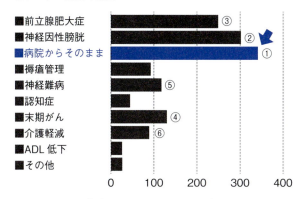

図 9-2　在宅におけるカテーテル留置の要因
（平成 26 年度　厚生労働科学研究補助金地域医療基盤開発推進研究事業
「被災地再生を考慮した在宅医療の構築に関する研究」）

　筆者は，自宅での尿路カテーテルフリーを目指して，下部尿路評価や膀胱機能評価を自宅にて行い，内服加療や膀胱機能訓練を行いながら抜去することを推奨している．

　感染症管理（特に CA-UTI）に関しては，本調査では，CA-UTI の発生率の経験は，80％の施設であり，日常診療で頻回に遭遇する疾患であることが示された．在宅においても抗菌薬加療は各個人へのテーラーメイドが必要であると考えるが，在宅医療において尿路感染症出現時に尿検査を行って適正に尿路感染を評価しているかを調査してみると，尿路感染を疑った場合に尿検査を毎回行っている施設は 25％であり，時々行うが 50％，行わないが 16％と高率に存在した．抗菌薬投与時のみは 9％となった．在宅医療では，個人の医師の経験則を重視する側面もあり患者や家族との信頼関係を構築するためには重要な要素となるが，これは尿混濁の判断においても適用される傾向にあり，調査結果では医師による肉眼的判断が 45％と非常に多かった．さらには，尿の臭いで判断 11％など経験的判断を重視している傾向にあった．実際に尿検査を行う施設は 24％と低く，家族やコメディカルの判断に尿混濁の判断を任せている施設が 18％存在した．こうした中，尿路感染症の発生時に専門医に受診をする施設はわずか 21％であり，自院で治療可能なため専門医受診を行わないと答えた施設は 66％と高率であった．専門医受診の割合が低い要因としては近

II ● 排泄管理に関する知識と技術

医に泌尿器科がないために専門医受診が行えないが3％と，在宅泌尿器科がないため行いたくても行えないが10％存在した．尿路感染の管理として適正尿路管理と感染コントロールには，専門医の受診は有効であるが，在宅医療の現場では専門医の受診が様々な理由で困難なことが予想され，在宅泌尿器科の普及が必要であると考えられる．検査提出率の低さは在宅環境下では行っても迅速な結果が得られないことが要因とも考えられるが，検査提出に対する意識は低いと考えざるをえない現状であった．抗菌薬選択は，尿路移行性のよいとされるキノロン系，ニューキノロン系とセフェム系がほとんどで81.1％と55.1％の使用頻度であった．尿沈渣定性や尿培養の提出状況からみると，患者ごとにテーラーメイドされているとは考えにくく，効能書に従った薬剤選択がなされている可能性は高い．こうした現状から，在宅での検査機器の発達や検査結果の迅速な回答などが望まれる．自宅では，尿路感染症の侵入門戸は限られており，感染症予防には，介護者・ヘルパー・看護師・医師などによる一次感染予防が重要であるとともに排尿機能の把握を積極的に行い尿路感染から尿路感染症への移行を防ぐことが肝要である．

　高齢者の尿路感染症は，若年者と比べて感染侵入門戸が著明に増加するわけではない．むしろ，排尿機能の低下や身体運動機能の低下，嚥下機能や口渇中枢機能に起因する飲水量の低下など加齢による身体機能の低下が大きな要因となる．筆者らは，尿路感染症における抗菌薬やドレナージなどの治療に習熟する必要はある．しかしながら，高齢者においては尿路感染を起こさないための一次感染予防が重要となる．そのためには，通常時から詳細な排尿状態の把握と治療，ADLの向上，身体能力の評価と向上のための訓練指導，または，不必要な尿路カテーテルの抜去の試みなど積極的な介入が必要となる．

文　献

1）内閣府：平成25年度版高齢社会白書
2）上原慎也：尿路感染症治療ガイドライン．岡山医学会雑誌．2012；124（2012）：165-166.
3）Weiss JP, et al：Nocturia in adults：etiology and classification. Neurourol Urodyn. 1998；17：467-472.
4）JAID/JSC感染症治療ガイド・ガイドライン作成委員会　編：JAID/JSC感染症治療ガイド2014.
　　日本感染症学会・日本化学療法学会．2014，p.203-219.
・　日本排尿機能学会男性下部尿路症状ガイドライン作成委員会編：男性下部尿路症状診療ガイドライン．ブラックウェルパブリッシング，2008.

- 日本排尿機能学会過活動膀胱診療ガイドライン：過活動膀胱診療ガイドライン．ブラックウェルパブリッシング，2005.
- 日本医師会誌 p.35-72
- van Kerrebroeck P, et al：The standardization of terminology in nocturia：report from the standerdisation sub-committee of the International Continence Society. Neurourol Urodyn 2002；21：179-183.
- 日本老年医学会：健康長寿診療ハンドブック．日本老年医学会，2011.

〔斎藤恵介〕

悪性腫瘍の尿路管理

　泌尿器科で取り扱う悪性腫瘍は，主に腎癌（腎細胞癌），尿路上皮癌（膀胱癌と腎盂尿管癌），前立腺癌，精巣癌，副腎癌等である．在宅医療の現場ではこれらのがんに罹患している患者を受け持つことも多く，今回はこれらのうちでも頻度が多く，また，尿路管理と関連することも多い疾患について，専門医から在宅医に知っておいてほしいこと，在宅医療で担ってほしいことなどを中心に述べたいと思う．また，これら以外の悪性腫瘍でも尿路管理と関連すると思われる大腸癌，子宮癌，胃癌，卵巣癌等について，尿路管理との関連を中心に述べたいと思う．なお，終末期における尿路管理についてはがん終末期も含めて11章で取り上げているので，そちらを参照していただきたい．

 腎癌における在宅医療

1. 腎癌について

　腎癌（腎細胞癌）は，成人の腎臓に発生する悪性腫瘍の 85 ～ 90％を占め，残りの大部分は膀胱癌と同じ尿路上皮腫瘍である腎盂癌である．ウィルムス腫瘍は主に小児に発生する．腎細胞癌の人口 10 万人対罹患率は，男性 8.2 人，女性 3.7 人で男性に多い悪性腫瘍であり，ここでは腎細胞癌＝腎癌として述べていきたい．

　腎癌（腎細胞癌）は，その発生進展や治療に免疫が関与すること，稀に自然消退する症例が見られること，10 ～ 20 年以上経過した後に皮膚や膵臓など稀な部位に転移をきたす[1]こと，前立腺癌と同様に骨に転移することが多いこと，淡明細胞癌では血流が非常に豊富な腫瘍であることなどのいくつかの特徴的な性質をもつ悪性腫瘍である．

　画像診断の進歩に伴い人間ドックのエコーや CT 検査等で偶然に発見される例が約 70％以上と多くなってきている．また，近年この腫瘍の発がんへのフォ

ン・ヒッペル・リンドウ Von Hippel-Lindau（VHL）遺伝子異常の関与が注目されており，これらの細胞内シグナル伝達経路の研究[2]が今日の腎癌に対する分子標的薬治療に大きな影響を及ぼしてきた．

腎癌診断の有用な腫瘍マーカーはないが，発熱，CRP 高値[3]，赤沈亢進などの炎症反応が高い症例は急速に進行することが知られている．また，performance status（PS）不良，LDH 高値，Hb 低値（貧血），Ca 高値，腎摘除術未施行が予後不良因子と考えられている．画像診断に関しては，造影 CT が最も精度が高いとされている．

治療に関しては 2011 年版腎癌診療ガイドラインの診療アルゴリズム[4]を参考にしていただきたい．治療方針として，原則的には可能な限り原発巣摘除を行うべきとされる．周囲臓器への浸潤症例や下大静脈内腫瘍塞栓を有する例[5]，さらには遠隔転移を伴う症例においても摘除可能な場合は腎摘除術が推奨されている．これは，後に述べるように，抗がん薬による化学療法や放射線療法の効果が期待できない癌腫であることが影響している．

近年，腎全摘除術を受け片腎となった症例では将来的に高血圧や脳血管障害のリスクが高く，生命予後も不良であるという研究が欧米を中心に進んできて，最近では腫瘍径の小さな症例では腎部分切除術などの残腎機能温存手術が推奨されてきている．腎臓の手術は鏡視下手術の良い適用であり，最近ダヴィンチ（da Vinci）等の手術支援ロボットによる手術も行われつつある．また，小腫瘍に対してはラジオ波焼灼術や凍結手術などの経皮的低侵襲手術も行われつつある．

一方，進行性腎癌に対する治療は分子標的薬の登場により近年大きな変化が起こりつつある．腎癌は他腫瘍に比較して宿主の免疫機構が腫瘍の進展に大きく影響していると考えられている．抗がん薬による化学療法や放射線治療に対する感受性は低く，かつては転移性腎癌や切除不能腎癌に対してはインターフェロン − α（IFN − α）やインターロイキン − 2（IL − 2）などのサイトカイン療法が標準的治療とされてきた．しかし，その奏効率は約 15 〜 20％と低く，決して満足できる治療ではなかった．

近年，分子標的薬の開発の段階から腎癌がよいターゲットであることが示され[2]，実際に相次ぐ分子標的薬の誕生で進行腎癌の治療戦略が大きく変貌してきている．当初はソラフェニブやスニチニブの有用性が示され，その後mTOR 阻害薬であるテムシロリムスやエベロリムスなどの新しい分子標的薬

II ● 排泄管理に関する知識と技術

が次々と臨床の現場で使われてきた．2012年にはアキシチニブが登場し，2014年にはパゾパニブが新たに保険収載された．

2. 在宅医が担う腎癌治療に伴う副作用対策

　前述したように腎癌に対しては抗がん薬による化学療法や放射線治療が行われることはほとんどないと思われ，在宅医が担う腎癌治療や副作用対策はサイトカイン療法や近年では分子標的薬治療が主体であると考えられる．担がん患者を扱うことも多いこれからの在宅医は，抗がん薬だけでなく分子標的薬に対する最低限の知識と対応も必要と思われる．

a) サイトカイン療法

　サイトカイン療法は分子標的薬の出現で近年はやや衰退傾向にあるが，現在本邦ではインターフェロン−α（IFN−α）とインターロイキン−2（IL−2）が使用されている．IL−2（イムネース®）は静脈注射のため自己注射することはできないが，IFN−α（スミフェロン®，オーアイエフ®，イントロン®A等）は患者による自己注射が可能で週3〜5回程度注射する．奏効率は10〜20%程度とされているが，肺やリンパ節転移には治療効果が得られやすい一方，骨・脳・肝臓等の転移には治療効果が得られにくいという特徴がある．副作用としては，高熱，全身倦怠感，関節痛やそれらに伴い食欲不振をきたす症例が多い．ただ，高熱に関しては徐々に体が順応して軽快することが多く，治療開始初期を乗り切れば継続できることも多い．また，初期に発熱をきたす症例ほど治療効果が高いという報告もあり，患者を励ましつつ，腎機能に応じてNSAIDsやアセトアミノフェン等の解熱鎮痛薬を使用すればよい．また，抗がん薬とは異なるが稀に脱毛や白血球減少や血小板減少が見られることもあり，定期的な採血も考慮される．さらに，特徴的な副作用としてうつ状態をきたし自殺企図を起こす症例も認められるため，元々うつ病や精神的に不安定な患者では特に精神面での経過観察も必要である．IL−2を使用している患者では，毛細血管漏出症候群に伴い浮腫や血圧低下，息苦しさを認めることもあり，必要に応じて治療専門医と連携を取ることが重要である．

b) 分子標的薬

①VEGFR-TKI

　ソラフェニブやスニチニブなどの血管内皮増殖因子受容体−チミジンキナーゼ阻害薬（VEGFR−TKI）などの使用に際しては，高血圧，手足症候群，膵

酵素上昇，骨髄抑制などの特異的な有害事象の発生に注意する必要がある．高血圧に対しては，カルシウム拮抗薬やアンジオテンシンII受容体拮抗薬などの降圧薬で対処する．手足症候群に関しては，早期発見に努めるとともに，発症した患者に対しては，加圧や圧迫などの物理的な刺激を避ける，熱い風呂などの熱刺激を避ける，保湿剤やクッションで皮膚を保護する，直射日光を避ける，二次感染を予防するなどの対策が必要となる．また，これらの VEGFR-TKI においては，重篤で致死的な合併症として消化管穿孔，血栓塞栓症，血管の破綻に伴う大量喀血などの出血等があることも知っておく必要がある．最近認可された VEGFR-TKI であるアキシチニブによる頻度の高い副作用は，高血圧，甲状腺機能異常，蛋白尿，手足症候群，肝障害等とされている．2014 年に認可された同じく VEGFR-TKI であるパゾパニブの主な副作用は，下痢，悪心，高血圧，毛髪変色，疲労感等であり，重篤な副作用としては，肝不全，高血圧クリーゼ，心機能障害等の可能性がある．

②mTOR 阻害薬

テムシロリムスやエベロリムスでは，口内炎，インスリン受容体からのシグナルを阻害することによる高血糖（耐糖能異常），高脂血症，間質性肺炎，発疹，免疫抑制に伴う感染症，食欲不振，疲労感，貧血等の出現に注意が必要である．ただ，mTOR 阻害薬による間質性肺炎は高頻度ではあるが，軽症例では治療継続も可能であること，休薬して改善すれば再投与も可能であることが他の分子標的薬による間質性肺炎との大きな違い[6]である．

3. 尿路管理について

腎癌の場合，治療として原則的に腎を摘除するために尿路変向術が行われることは少ない．腎盂尿管癌の場合は，近年腎温存手術が行われることも増加[7]しつつあり，尿管を部分的に摘除後に尿管皮膚瘻や腎瘻や回腸を利用した代用尿管等の尿路変向[8]が行われることもある．

また，腎癌からの出血や肉眼的血尿のコントロールのために，腎機能廃絶を覚悟してやむなく患側の腎動脈塞栓等が行われるケースもある．塞栓術は入院で行われるが，退院後もしばらく塞栓に伴う腎梗塞の腰背部痛や発熱が見られることがある．腎機能に注意しつつ，解熱鎮痛薬等で対処していれば徐々に疼痛や発熱は軽快してくる．ただし，万一塞栓された腎梗塞内部に感染を合併すれば腎膿瘍となる可能性もあるため，時間が経過した後に痛みや発熱が再燃し

た時には注意が必要である.

 膀胱癌における在宅医療

1. 膀胱癌について

　膀胱癌の90％以上は病理学的には腎盂尿管癌と同じく尿路上皮癌である．かつてはニトロソアミン等による化学発癌が示され，喫煙との関連性が指摘されている．男女比は約3：1で男性に多い．

　膀胱癌は無症候性肉眼的血尿で発見されることが最も多く，また，成人の顕微鏡的血尿の鑑別診断では重要である．診断は，尿細胞診，尿路エコー，膀胱鏡検査等によって行われる．

　治療に関しては，2015年版膀胱癌診療ガイドラインによる膀胱癌治療のアルゴリズム[9]を参考にしていただきたい．治療の予後因子として，腫瘍の深達度と病理学的異型度が非常に重要である．筋層非浸潤性（表在性）腫瘍と筋層浸潤性腫瘍では大きく治療方針が異なっており，異型度にもよるが，一般的に筋層非浸潤性腫瘍では経尿道的膀胱腫瘍切除術 transurethral resection of the bladder tumor（TUR-Bt）とそれに続く抗がん薬やBCGの膀胱内注入療法でコントロールできることが多く，筋層浸潤性腫瘍では近年膀胱温存療法も進歩しつつあるが，原則的には膀胱全摘術＋尿路変向術の適用となることが多い．また，転移を有する膀胱癌の場合は手術適用となることは少なく，後で述べる全身化学療法や放射線治療等の集学的治療が行われることが多い．

2. 在宅医が担う膀胱癌治療に伴う副作用対策

　前述したとおり，膀胱癌の治療方針は筋層非浸潤性（表在性）と筋層浸潤性で大きく異なっている．上皮内癌 carcinoma in situ（CIS）以外の筋層非浸潤性膀胱癌の予後は良好であることが多く，TUR-Btで治療されることが多い．しかし，膀胱癌の特徴の1つである"空間的多発"と"時間的多発"によりTUR-Bt後の膀胱内再発は3年で50％以上と高率にみられる．

　この膀胱内再発予防のために，マイトマイシンCやアントラサイクリン系抗がん薬の膀胱内注入療法が古くから行われてきている．これは抗がん薬を生理食塩水等で溶解して膀胱内に一定時間注入することによって，膀胱癌細胞の

膀胱内播種を治療したり予防する膀胱化学療法である．注入後に排尿痛や頻尿等の膀胱刺激症状がみられることが多いが，時間経過とともに軽快することが多くその間症状に応じて解熱鎮痛薬を使用したり水分摂取を勧めたりすることで対処できることが多い．あまり頻尿が強い時は過活動膀胱治療薬である抗コリン薬等を処方する場合もある．膀胱刺激の副作用が強く，肉眼的血尿や稀ではあるが，細菌性膀胱炎を合併する場合は一時的な対処をして担当医に診てもらうようにする．

　これに対して CIS をはじめとする高異型度の表在性膀胱癌に対して，結核に対するワクチンである BCG（ウシ型弱毒結核菌）を生理食塩水で溶解して同じく一定時間膀胱内に注入する BCG 膀胱内注入療法が治療や再発予防に有用であることが証明されており，行われることも多い[10]．これは一種の膀胱免疫療法と考えられ，抗がん薬の膀胱化学療法よりも大きな効果が期待できる一方で副作用も多い．注入療法自体は 1 週間に 1 度程度の割合で専門医にて行われることが多いが，その後の経過は在宅で診ることも多い．副作用としては，排尿痛や頻尿が 80％程度と最も多く，次いで肉眼的血尿，排尿困難，尿道痛や残尿感を訴えることも多い．多くの場合は対症療法にて対処可能であるが，一過性の発熱が 50 〜 60％に見られ，発熱に伴う関節痛等を訴えることもある．重篤な副作用としては 39℃ 以上の発熱，鼠径部リンパ節腫脹，肺炎，咳嗽，全身衰弱等の BCG 全身感染を疑わせる症状を認めることもある．通常，膀胱注入の回数を重ねるごとに症状は強くなることが多く，また，一定期間休薬すると改善することも多いため，重い副作用を認めた時は早めに主治医に連絡することも重要である．副作用を認めながら無理に継続すると，遂には不可逆性の萎縮膀胱となり膀胱癌は治っても尿路変向を余儀なくされるケースも稀には存在する．

　また，転移を有するような進行性の膀胱癌の場合は全身化学療法が行われることも多い．かつてはメトトレキサート，ビンブラスチン，ドキソルビシン，シスプラチンの 4 剤による MVAC 療法が広く行われていたが，近年，治療効果は同等で毒性の少ないゲムシタビンとシスプラチンの 2 剤による GC 療法が第一選択[11, 12]となっている．実際のレジメン[13]はここでは省略する．初回は入院して行われることも多いが，繰り返し投与される時は一泊程度の入院や外来化学療法となることも多い．副作用としては，通常の抗がん薬による全身化学療法と同様であるが，白血球減少や血小板減少などの骨髄抑制，それに伴う

Ⅱ ● 排泄管理に関する知識と技術

感染症や出血傾向，脱毛，悪心嘔吐，食欲不振，口内炎，貧血，下痢等が起こる可能性があるため，それらに対する配慮が必要である．最も注意が必要なのは，やはり骨髄抑制であり，メインの抗がん薬が投与された後 10 ～ 14 日前後をナディア nadir（最下点）とする白血球・血小板減少には注意が必要であり，必要に応じて採血検査を行うとともに，発熱や出血傾向に留意する．また，近年は制吐薬の進歩に伴い直後の悪心嘔吐は激減したが，代わりに遅発性の悪心や食欲不振が問題となっている．

3. 尿路変向と尿路管理について

　筋層浸潤性膀胱癌に対する根治的膀胱全摘術は膀胱癌の代表的な治療の 1 つである．膀胱全摘術の際には，同時に尿路変向術が行われる．術式としては，回腸導管造設術や尿管皮膚瘻造設術，自排尿型代用膀胱造設術等が行われる．最近は減少傾向にあるが，インディアナ Indiana パウチのような自己導尿型代用膀胱が適用となる症例もある．自排尿型代用膀胱としては，回腸のみを利用する回腸新膀胱造設術のほかに大腸を利用する術式もあるが，回腸新膀胱造設術が多い．尿路変向の術式は，術者の経験や施設の方針により異なることが多いが，欧米では回腸導管造設術と回腸新膀胱造設術の頻度が高いのに対して，本邦では回腸導管造設術と尿管皮膚瘻造設術の頻度が高い傾向がある[14]．上記の尿路変向術の要点は成書を参照していただきたい．

　尿路変向術を受けた患者の在宅での尿路管理は中・長期的なものであり，周術期の合併症については省略する．まず，前述の"空間的多発"と"時間的多発"によって膀胱癌が上部尿路（腎盂尿管）に再発することがあるため，血尿や水腎症の出現に注意を要する．また，尿路感染や長期的な腎機能障害にも注意が必要である．在宅ではストマ管理が重要であり，皮膚障害の発生，尿漏れの問題，傍ストマヘルニアや陥没ストマなどの合併症の出現に注意する．前述したように，チューブレスの尿管皮膚瘻の場合は，後になって尿路感染や血流障害に伴いストマ狭窄が起こり，尿量低下や水腎症，ひいては腎盂腎炎を発症することもある．回腸新膀胱造設術の場合は，ストマを要さない外見上のメリットや自然排尿が可能であるという魅力がある一方，新膀胱－尿道吻合部狭窄，尿道腫瘍の再発，新膀胱の巨大化（回腸は伸展性があるため残尿が多いと徐々に容量が増加してしまうこと）等によって尿失禁や排尿困難が出現する場合があることは知っておくべきである．また，稀ではあるが，電解質異常や尿路結

100

石形成や代謝障害（アシドーシス，骨粗鬆症等）などの合併症も起こり得る．

前立腺癌における在宅医療

1．前立腺癌について

　前立腺癌は，高齢化の進展，食生活の欧米化，前立腺特異抗原 prostate specific antigen（PSA）検査の普及等により急速に増加しており，在宅でこれらの患者を診療することは非常に多く今後もますます増加すると思われる．

　診断に関しては，最近改訂された新しい前立腺癌診療ガイドラインによる前立腺癌診療アルゴリズム[15]を参考にしていただきたい．

　前立腺癌治療に関しては，手術療法，放射線療法，ホルモン療法を中心に，すぐには治療せず経過観察を行う監視療法，低侵襲な焦点治療 focal therapy 等多岐にわたる[16]．

　根治治療としては，手術療法と放射線療法が挙げられる．手術に関しては従来の開放手術から体腔鏡下手術，さらには日米では手術支援ロボットダヴィンチ da Vinci を用いた手術へと変化してきている．放射線治療に関しても，従来の外照射が強度変調放射線治療 intensity modulated radiation therapy（IMRT）へと進化し，近年は本邦でも組織内照射が盛んに行われるようになってきている．高齢者に多い前立腺癌では，低リスク群の場合は当面治療を回避する active surveillance（AS；PSA 監視療法）もよい適用であることが多い．

　一方，ホルモン療法は，通常進行癌が対象となるが，限局癌でも年齢等に応じて単独もしくは他治療との併用で行われることも多い．ホルモン療法は90％以上の患者に有効であるが，転移を有する高度進行癌では数年の経過で半数以上がホルモン療法に反応しないホルモン療法不応癌へと変化[17]する．前立腺癌は比較的予後が良好な悪性腫瘍であるが，この去勢状態にもかかわらず病勢が悪化して PSA が上昇する去勢抵抗性前立腺癌 castration resistant prostate cancer（CRPC）は予後が悪く，現在の前立腺癌治療の大きな課題の1つである．

　以前は前立腺癌には化学療法は奏効しないとされてきたが，近年ドセタキセル併用療法の有用性が報告され，本邦でも去勢抵抗性前立腺癌に対する標準治療となっている．また，最近では新たな抗アンドロゲン薬としてエンザルタミ

Ⅱ ● 排泄管理に関する知識と技術

ドやアビラテロンが，新規タキサン系抗悪性腫瘍薬としてカバジタキセルが承認 [18] されている．

2. 在宅医が担う前立腺癌治療に伴う副作用対策

　手術や放射線治療等の根治療法を受けた患者を早期から在宅で診る機会は多くないと思われ，在宅で関わる可能性が高いのはホルモン療法や化学療法や緩和ケアを受けているケースと思われる．ホルモン療法には外科的去勢（精巣摘出術）や黄体形成ホルモン放出ホルモン luteinizing hormone-releasing hormone（LHRH）アゴニストあるいは LHRH アンタゴニストを用いた内科的去勢のほかに副腎由来のアンドロゲン [19] をブロックする抗アンドロゲン薬（ビカルタミドやエンザルタミドなど）が用いられる．

a) LHRH アゴニスト

　副作用としてホットフラッシュ（ほてり）はかなりの頻度で見られる女性の更年期障害に近い症状である．発汗，ほてり，のぼせなどは，多くの場合経過観察可能だが，症状が激しい場合は選択的セロトニン再取込み阻害薬 selective serotonin reuptake inhibitor（SSRI）などの抗うつ薬や桂枝茯苓丸やごく少量の女性ホルモンが有用とされている．また，性欲減退，勃起障害，女性化乳房，乳房痛や肝機能異常が見られることもあり，さらに長期間の治療では骨粗鬆症や動脈硬化が問題となることもある．なお，LHRH アゴニストの作用機序からも初回治療時には男性ホルモンが一過性に上昇するため，骨転移の痛みや排尿困難が一時的に増悪するフレアアップ現象が見られることもある．

b) 抗アンドロゲン薬

　ビカルタミドは，女性化乳房，乳房痛，性欲減退等以外に，稀ではあるが重篤な肝機能異常をきたすことがあるので注意が必要である．また，新規の抗アンドロゲン薬のエンザルタミドでは全身倦怠感，食欲低下，稀に痙攣発作を認めることがあり，アビラテロンでは重篤な肝障害と低カリウム血症に注意が必要である．

c) その他

　抗がん薬であるドセタキセルの副作用としては，血液毒性としての好中球減少と血小板減少，および，末梢神経感覚障害に注意が必要である．ほかには，脱毛，疲労感，爪障害，味覚異常等の副作用が多い．また，新規タキサン系抗悪性腫瘍薬であるカバジタキセルでは，重篤な好中球減少や発熱性好中球減少

症の頻度が高く，持続型顆粒球コロニー刺激因子 granulocyte-colony stimulating factor（G-CSF）製剤の予防投与を含めた厳重な注意が在宅でも必要であると思われる．

　また，前立腺癌は骨に転移することが非常に多く，痛みを含めた骨関連事象 skeletal related event（SRE）の予防や治療に対してビスホスホネート製剤であるゾレドロン酸や分子標的薬であるヒト型抗 RANKL モノクローナル抗体のデノスマブが用いられることもある．ゾレドロン酸は 3 ～ 4 週ごとに点滴投与で，腎機能障害がある場合には減量する．デノスマブは 4 週ごとに皮下投与で，カルシウム値のモニターを行いつつ，低カルシウム血症予防にカルシウムとビタミン D の経口補充が必要[20]である．いずれも頻度は少ないが顎骨壊死に注意しつつ，口腔ケアを行う必要がある．

3. 尿路管理について

　前立腺癌手術症例で尿路変向を要する症例はほとんどないと思われるが，前立腺全摘術後に尿失禁や膀胱尿道吻合部狭窄による排尿困難をきたす場合はある．尿失禁が重い場合は過活動膀胱治療薬である抗コリン薬が投与されることもある．また，吻合部狭窄による残尿や排尿困難が見られる場合は専門医に相談した方がよい．

　放射線治療に伴う血尿等の有害事象は現在ではほとんど見られなくなってきているが，排尿困難や頻尿や排尿痛等が持続する場合は原因精査含めて専門医受診を勧める．

　末期の前立腺癌では，骨転移や全身症状の悪化等による症状が問題となることが多く，血尿や排尿困難などの尿路症状が問題となることは少ない．しかし，進行性前立腺癌で原発巣から膀胱への浸潤が進み血尿を生じたり，尿管口に浸潤して水腎症をきたすことは時々認められる．血尿が頻回に起こる場合は止血術を考慮したり，水腎症に対しては尿管ステント留置や腎瘻造設術が行われることもあるため必要に応じて泌尿器科医に相談を要する．

D その他の悪性腫瘍に伴う尿路管理

1. 大腸癌

　大腸癌の中で直腸癌は前方に進展し膀胱三角部や前立腺に浸潤することがある．膀胱壁粘膜や尿道粘膜まで浸潤した場合は肉眼的血尿が現れる場合がある．軽度の場合は止血薬の投与等の保存的治療で経過観察すればよいが，進行すれば貧血の原因になったり凝血塊による尿閉（膀胱タンポナーデ）になる可能性がある．膀胱タンポナーデの予防には，通常のバルーンカテーテル（2wayバルーンカテーテル）に洗浄液注水用のルーメンが加わった持続膀胱洗浄が可能な3wayバルーンカテーテルを用いることもある．経尿道的焼灼等の止血術で一時的にコントロールできることもあるため泌尿器科医に相談してもよいが，進行すれば制御は困難で原発巣と膀胱前立腺を一塊として摘出する骨盤内臓器全摘術を行いダブルストマを余儀なくされるケースもある．また，S状結腸癌においても進行すれば腹膜を介して膀胱に浸潤して肉眼的血尿や難治性の尿路感染をきたすことがあり，止血薬や抗菌薬や先述の3wayバルーンカテーテルでの持続膀胱内洗浄で対処不可能な場合は必要に応じて専門医に診察を依頼することになる．

　また，膀胱三角部付近に浸潤した場合は尿管口に近く片側または両側の水腎症をきたすことも多い．根治的治療の適用がある場合は骨盤内臓器全摘術となるが，そうでない場合は尿路変向として腎瘻や尿管皮膚瘻術を考慮する．経尿道的に尿管ステント留置を試みてもよいが，浸潤や血尿で尿管口からのガイドワイヤーの挿入すら困難な場合もある．特に両側性の場合は腎後性腎不全により生命に関わるため，予後が極端に不良でない限り一側だけでも尿路変向によって尿のドレナージが必要である．

2. 婦人科癌

　婦人科癌には子宮頸癌，子宮体癌，卵巣癌などがあるが，膀胱浸潤をきたしやすいのは子宮頸癌が圧倒的に多い．直腸癌と同じように進行すれば肉眼的血尿や水腎症をきたすことがある．病状や予後や治療方針にもよるが，前述のような対症療法で対処困難な場合は腎瘻や尿管皮膚瘻術などの尿路変向術が考慮

される．低侵襲な経尿道的尿管ステント留置術を試みてもよいが浸潤が強い場合は困難なことも多く，一旦挿入できても病状の進行とともにステントが閉塞することもある．

3. 悪性腫瘍に伴う腎後性腎不全

　直腸癌，子宮頸癌，子宮体癌，卵巣癌，前立腺癌等の骨盤内臓器の悪性腫瘍は後腹膜腔の尿管周囲のリンパ節に転移することも多く，進行した場合は尿管を圧迫して水腎症をきたすことになる．また，リンパ節転移や直接浸潤とは異なるが悪性腫瘍に伴う二次性の後腹膜線維症により水腎症をきたすことも多い．後腹膜線維症とは，後腹膜腔，特に尿管や大血管周囲に強い線維化と炎症性の細胞浸潤が見られる疾患で，初期には炎症が先行しその後に線維化が生じてくると考えられている．悪性腫瘍，感染，薬物，血管炎，放射線や外傷などの後腹膜損傷に伴う二次性の後腹膜線維症以外に，原因不明の特発性後腹膜線維症も存在し，近年はIgG4関連疾患との関係が注目されている．悪性腫瘍に伴う二次性の後腹膜線維症により水腎症や腎後性腎不全をきたす疾患として，骨盤内悪性腫瘍以外に胃癌や乳癌なども多いので注意が必要である．

　水腎症をきたした場合は，予後や治療方針にもよるが，まずは経尿道的な尿管ステント留置術を試みる．膀胱鏡下に水腎症のある側の尿管口を同定し，そこからガイドワイヤーを逆行性に腎盂まで挿入する．うまく挿入できればそれに沿わせて造影用の5 Fr程度の尿管カテーテルを腎盂内まで挿入し腎盂尿管を造影する．その後再びガイドワイヤーに沿わせて6〜8 Fr程度の尿管ステントを腎盂と膀胱の間に留置する．この尿管ステントはダブルJ（W-J）カテーテルまたはダブルピッグテイル（W-pigtail）カテーテルと呼ばれ，留置した際に両端が腎盂内と膀胱内でとぐろを巻くような形状となるため移動することがない．3〜6か月ごとの定期的な交換を要するが，これがうまくいけば外観上は全くわからずに自然排尿が可能である．多少の排尿痛や頻尿等の膀胱刺激症状を認めることがあるが，鎮痛薬や抗コリン薬で対処可能なことが多い．稀に尿路感染が合併すれば，抗菌薬投与を行う．

　これらの尿管ステント留置がうまくいかなければ，腎瘻造設術となることが多い．

Ⅱ ● 排泄管理に関する知識と技術

4. がん治療の合併症によるもの

a) 放射線傷害（放射線膀胱炎）

　最近は少なくなってきたが，以前に子宮癌等で放射線治療を受けた患者が長期間を経て膀胱出血や萎縮膀胱や神経因性膀胱[21]をきたすことがある．膀胱出血は難治性で繰り返すため，膀胱全摘と尿管皮膚瘻ないし腎瘻の尿路変向を要することもある．萎縮膀胱や神経因性膀胱に対しては，永続的な膀胱瘻や尿道留置カテーテルが必要なことも多い．

b) 薬剤性膀胱障害

　シクロホスファミド，イホスファミドや最近では膀胱癌治療のところで述べたBCG膀胱内注入療法に伴う合併症で出血性膀胱炎や萎縮膀胱をきたすことがある．放射線傷害に比べると可逆性のことが多いが，原因薬剤を中止するとともに，止血薬，鎮痛薬，膀胱（持続）洗浄，抗コリン薬，抗菌薬等で対処できない時は専門医に相談して時には尿路変向も考慮する．

c) 術中損傷

　子宮癌や大腸癌の手術中に尿管や尿管周囲を損傷して術後に水腎症をきたすこともあるが，入院中は気づかれないままに経過して他科や在宅で発見されるケースも多い．完全閉塞でない場合は尿管ステント留置で対処可能なこともある．不可能な場合は，尿管部分切除や回腸利用代用尿管等の手術[7, 8]でまず腎温存を目指した修復を試みるが，尿管皮膚瘻や腎瘻となることもある．また，腎機能が廃絶している場合は，腎摘除術になる場合やそのまま経過観察となる場合がある．いずれにせよ，在宅でそのような水腎症を発見した場合は専門医に治療方針を相談する必要がある．

文　献

1) 岡　裕也 ほか：膵転移を伴った腎細胞癌の1手術例．泌尿器科紀要．1991；37：1531-1534.
2) Oka H, et al：Constitutive activation of mitogen-activated protein（MAP）kinases in human renal cell carcinoma. Cancer Res. 1995；55：4182-4187.
3) Fujikawa K, et al：Serum C-reactive protein level and the impact of cytoreductive surgery in patients with metastatic renal cell carcinoma. J Urol. 1999；162：1934-1937.
4) 日本泌尿器科学会：腎癌診療ガイドライン2011年版．p.6，金原出版，2011.
5) Matsui Y, et al：Management of renal cell carcinoma with inferior vena cava tumor thrombus. Urol Int. 2001；66：4-8.
6) 日本がん治療認定医機構教育委員会：がん治療認定医教育セミナーテキスト第9版．p.71-78，日本がん治療認定医機構教育委員会，2015.

10 ● 悪性腫瘍の尿路管理

7) 岡　裕也 ほか：腎盂尿管癌に対する腎温存手術の臨床的検討. 泌尿器科紀要. 2006；52：249-253.
8) 岡　裕也 ほか：泌尿器癌の最新知識と看護のポイント―第4章；腎盂・尿管癌　診断・治療の最新知識―. Urological Nursing. 1999；4（24）：102-118.
9) 日本泌尿器科学会：膀胱癌診療ガイドライン 2015 年版. p.2, 医学図書出版, 2015.
10) 日本泌尿器科学会：膀胱癌診療ガイドライン 2015 年版. p.43-59, 医学図書出版, 2015.
11) 日本泌尿器科学会：膀胱癌診療ガイドライン 2015 年版. p.104-109, 医学図書出版, 2015.
12) 日本泌尿器科学会：卒後教育テキスト. 2011；16（1）：199-205.
13) 日本泌尿器科学会：腎盂・尿管癌診療ガイドライン 2014 年版. p.60, メディカルレビュー社, 2014.
14) 日本泌尿器科学会：卒後教育テキスト. 2011；16（1）：194-198.
15) 日本泌尿器科学会：前立腺癌診療ガイドライン 2016 年版. p.6, メディカルレビュー社, 2016.
16) 日本泌尿器科学会：前立腺癌診療ガイドライン 2016 年版. p.7, メディカルレビュー社, 2016.
http://www.urol.or.jp/info/guideline/data/23_prostatic_cancer_2016.pdf
17) Oka H, et al：Constitutive activation of the 41- and 43-kDa mitogen-activated protein（MAP）kinases in the progression of prostate cancer to an androgen-independent state. Int J Urol. 2005；12（10）：899-905.
18) 日本がん治療認定医機構教育委員会：がん治療認定医教育セミナーテキスト第9版. p.182-184, 日本がん治療認定医機構教育委員会, 2015.
19) 岡　裕也 ほか：前立腺癌に対する両側精巣摘出術及び LHRH アゴニスト投与による副腎由来アンドロゲンの推移. 泌尿器科紀要. 2003；49（9）：521-525.
20) 日本がん治療認定医機構教育委員会：がん治療認定医教育セミナーテキスト第9版. p.66, 日本がん治療認定医機構教育委員会, 2015.
21) 吉村耕治 ほか：子宮全摘術後に泌尿器科的処置を必要とする高度排尿障害についての多施設実態調査. 泌尿器科紀要. 2008；54：401-405.

〔岡　裕也〕

11 在宅医療における終末期患者の排泄管理

　トイレに行く，という行為は人間の尊厳に関わる行為であり，自立への願いが強い[1]．終末期患者においてもその願いは変わらない．本項では終末期でもその願いが叶えられるよう医療者として知っておくべき症状と対応法を前半部分で紹介し，後半部分で意思尊重・意思決定支援の方法と，終末期の排泄行為への支援方法について記述する．

終末期にみられる泌尿器症状

　終末期患者においてはがん患者，非がん患者で生じる症状が異なる．がん患者であれば腫瘍の浸潤に伴う上部尿路閉塞や血尿が生じる可能性もあり，その対応を求められることがある．一方で下部尿路症状（尿閉，頻尿，尿失禁）や身体機能低下による排泄行為が困難になる例はがん，非がん患者両者で認められる症状である．

1. 上部尿路閉塞

a) 原　因

　上部尿路閉塞の原因として腫瘍，結石，放射線治療による炎症性狭窄などがあるほか，下部尿路通過障害（前立腺肥大症や神経因性膀胱）による尿閉状態から両側性の水腎症をきたすこともある．腫瘍としては，腎盂尿管癌や腎癌などの泌尿器科癌のほか，消化器癌（大腸癌，胃癌，膵癌など）や婦人科癌（卵巣癌，子宮癌）がある．尿管結石など短時間で水腎症が形成された場合には疝痛発作が出現するが，腫瘍による閉塞であれば緩徐に水腎症が形成されるため，疝痛発作は起こさず鈍痛として腰背部痛が出現する[2]．

b) 検査・評価

　腹部超音波検査にて水腎症，腎結石，膀胱内尿貯留を確認する．水腎症が片側性か両側性かにより鑑別を進める（図 11-1）[3]．また，尿量，血中尿素窒素，

11 ● 在宅医療における終末期患者の排泄管理

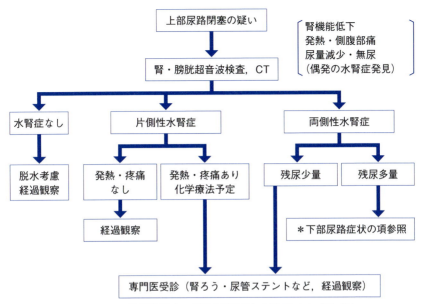

図 11-1　上部尿路閉塞・腎後性腎不全の診療アルゴリズム
(日本緩和医療学会：がん患者の泌尿器症状の緩和に関するガイドライン (2016 年版). p.82, 金原出版, 2016 より一部改変)

クレアチニン，eGFR から腎不全の評価を行う．特に終末期であれば腫瘍による腎後性腎不全のほか，脱水や水分摂取不良の状態から腎前性腎不全を合併していることもあるため，全身状態から原因を評価する必要がある．

c) 治療・ケア

下部尿路閉塞を認めない片側性で無症状の水腎症であれば腎機能低下が軽度であるため経過観察することが多い．その際には尿量減少や体重増加に留意し，定期的な血液検査・腹部超音波検査を行う．一方で発熱や痛みを伴う腎盂腎炎を合併した場合や腎後性腎不全を生じた際には，腎瘻や尿管ステント留置等の尿路の確保（尿路変向）が必要となる．尿路変向のメリットとしては尿流改善により腎機能の改善，疼痛緩和，感染症のコントロールが挙げられる[4,5]．また Lapitan らによると進行子宮頸癌の尿路閉塞において，尿路変向を必要としなかった群（49 例），尿路変向が必要であり施行した群（93 例），尿路変向が必要であったが実施できなかった群（56 例）を比較検討したところ，生存期間の中央値はそれぞれ 21 週，20 週，10 週と尿路変向による予後延長効果があることを報告している[6]．尿路変向の施行については performance status（PS）

も悪くなく，生命予後が数か月単位で見込まれる場合にはあらかじめ泌尿器科医と相談しておくことで，患者の負担が一番少ない方法を選択できる．泌尿器癌では尿路閉塞について意識しやすいが，非泌尿器癌の場合には腫瘍による尿路閉塞に気づかされることが少ないため，腹部超音波検査による水腎症の評価は随時行い，治療適用を逃さない工夫が求められる．ただし尿路変向を行う際には次の点に留意する必要がある．

①尿路変向に伴うデメリット

尿路変向を施行した場合，腎瘻であればストマケアが必要であること，蓄尿バッグが必要であること，腎盂バルーンカテーテルは定期的（2～4週間）に交換が必要であること（在宅医が実施困難なケースが多く，交換の度に通院が必要であること），事故抜去の可能性があり得ることが注意点として挙げられる．尿管ステントでは交換の際の痛みが強いこと，尿管閉塞の可能性があること（結石等で），ステント自体異物であり感染源になり得ることが注意点として挙げられる．

②尿路変向を施行しないという選択

婦人科癌，消化器癌等により急激に腎後性腎不全が進行し，尿量確保ができない状態，血中クレアチニンやカリウムの上昇など腎不全末期状態の場合には致死的な状況であり，待機的な処置を待つ時間的な余裕がない．このような事例の場合，見込まれる生命予後や処置に伴う苦痛や身体的負担を考え尿路変向を施行しない，という選択もある．がん患者の泌尿器症状の緩和に関するガイドライン[3]では尿路変向を施行しない例として超高齢者，PSが悪い患者，予後が短い例（日単位，週単位），在宅患者が挙げられている．また，三浦は腎瘻にて一時的な改善はあっても長期的にはQOLの低下による苦痛増大を招く場合もあり，逆に腎瘻を造設しない場合には水分調整をすることで苦痛が少ない死を迎えられると報告している[7]．尿路変向を施行するかしないかの選択の際には見込まれる生命予後や治療による負担等を丁寧に説明することと，患者・家族の治療に対する思いや生き方，療養場所の希望などナラティブな面を丁寧に把握することが重要である．意思尊重については別項で紹介する．

2. 血 尿

a）原 因

血尿の原因としては悪性腫瘍，感染症，結石，薬剤性など様々であるが，終

末期の患者においては腫瘍による肉眼的血尿と治療に伴う肉眼的血尿（放射線, 薬剤性）が問題となることが多い. 腫瘍による肉眼的血尿では膀胱癌, 前立腺癌などの泌尿器癌のほか, 婦人科癌, 大腸癌による膀胱浸潤によるケースもある. 特に出血量が多く凝血塊が詰まって尿閉をきたす症状は膀胱タンポナーデと呼ばれ, 強い下腹部痛と苦痛をもたらす. また, 軽微な出血で尿路閉塞をきたしていない場合であっても, 長期および出血が続くと貧血の進行によりQOL の低下を招くこともある. 治療に伴う肉眼的血尿の原因として, 放射線治療と薬剤性が挙げられる. 前立腺癌や子宮頸癌などの骨盤内悪性腫瘍に対して放射線治療を行った場合, 前立腺癌では 3 ～ 5％, 子宮頸癌では 6.5％に出血性膀胱炎を呈すると報告されている[8]. 薬剤性ではシクロホスファミドが代表例である. シクロホスファミドが使用され始めた頃は, 出血性膀胱炎は 40 ～ 68％とされていたが[9, 10], その代謝産物アクロレインの中和薬であるメスナ Mesna (sodium 2-mercaptoethanesulfonate, a sulfhydryl compound) を併用するようになってからは, 出血性膀胱炎の発症頻度は 5％程度まで減少している[11].

b) 検査・評価

肉眼的血尿が生じた際には出血量と循環動態の評価, 凝血塊による尿閉（膀胱タンポナーデの有無）などを評価する. その際にも腹部超音波検査は在宅の現場では有用である.

c) 治療・ケア

膀胱内に凝血塊がない場合に止血薬投与で経過観察することもある. ただし止血薬が無効である場合や凝血塊にて膀胱タンポナーデが生じる危険性が高い場合には膀胱持続灌流という方法が用いられる. これは 3way 尿道カテーテル留置を行い持続灌流を行うことで凝血塊形成を防ぐ目的で行われる. 凝血塊自体はこの方法では排出は困難であり, 手動もしくは手術での凝血塊の除去が必要である. また, それでも治療が困難な場合には尿路変向や放射線療法, 動脈塞栓術などが行われる. しかし止血薬投与以外の治療法は専門医でないと対応が困難であり, かつ侵襲度も高いため患者自身の全身状態が耐えられるか, という問題がある. そのためにも終末期にある場合にどこまで治療するか, どこで治療するかをあらかじめ相談しておく必要がある.

Ⅱ ● 排泄管理に関する知識と技術

3. 下部尿路症状（排尿症状，蓄尿症状）

　下部尿路症状としては尿が出しにくい・尿閉という排尿症状と，尿が近い・漏れるという蓄尿症状が含まれる．これらの詳細については前項で紹介されている．終末期患者の排泄管理という面では次の点が特徴として挙げられる．

a) 薬剤性排尿症状

　排尿症状を引き起こす薬剤は様々あるが，がん終末期患者ではオピオイドを多用するため尿閉に注意が必要である．Yu らの報告によるとオキシコドン使用 8 週間で 2.1％に排尿症状が認められた[12]．オピオイドは他の薬剤と異なり中断することは難しいため，a_1受容体遮断薬の投与を行い，尿閉となった場合には尿道留置カテーテルの使用を検討する．

b) 膀胱部痛，膀胱けいれん

　膀胱部痛や膀胱けいれんは疼痛や排尿症状（頻尿，尿意切迫感，急性尿閉）を生じる．その原因としてがん（特に骨盤内臓器由来のがん）が膀胱に直接浸潤した場合や放射線治療などがんに関連するものから，感染症やカテーテルなどのがんに関連しないものなど様々である．細菌性膀胱炎と似た症状であるため抗菌薬投与で対応してしまうケースがあり，これらの病態を見きわめることが重要である．治療法としては鎮痛薬（非オピオイドやオピオイド）の投与を行う．

4. 身体機能低下による排泄困難

　終末期の状態にある患者では，様々な身体症状からトイレに行って排泄する，という一連の活動が妨げられる．がん疾患，非がん疾患の原因に関わらず患者の意思を最大限に尊重できる支援方法が望まれる．その支援方法，意思尊重については多岐にわたるため以下に紹介する．

Ⓑ　終末期の排泄に対する支援

　終末期の状態にある患者が排泄を行う際，次の 3 つの点が課題となる．1 点目は身体症状の悪化である．例えば痛みや呼吸苦，低酸素状態等の不快な身体症状により自己決定通りに自分で自分の身の回りのことを遂行しにくくなる．

2点目は全身状態の悪化により，考えるエネルギーすら奪われ自己決定そのものがしづらくなる点である．このような状態では最期までトイレで排泄したいと希望されていた患者であっても，どこまで自己決定を尊重すべきか，どの時点で表明した意思を尊重すればよいか判断に迷う．3点目は自己決定できたとしても患者と家族，医療者間での意見の不一致により患者の自己決定が遂行しにくい[13] 点である．これらの課題を解決するためには身体症状の緩和や排泄環境の整備など排泄がスムーズに行われるための工夫とともに，多職種による意思確認と情報共有，患者・家族の両者の思いの尊重と生活支援方法の工夫が必要である．

1. 身体症状への対応

終末期の状態にある患者では疼痛，呼吸苦，低酸素といった症状により排泄動作が妨げられる．疼痛であれば鎮痛薬の事前投与，呼吸苦や低酸素であれば酸素量の増量やモルヒネ製剤の使用も有用である．時に排泄動作に伴う身体症状への不安が強く混乱を生じる例もある．そのような場合には抗不安薬をメリット・デメリットを総合的に判断し使用する方法もある．これら身体症状に対する薬剤投与を行うためにも，排泄時間の把握や排泄動作の中のどの行為で苦痛が生じるかなどのアセスメントが重要であることはいうまでもない．

2. 排泄環境整備

ベッド近くにポータブルトイレを設置する，動きやすいようにベッド横に手すりを付けるなど排泄環境の整備も在宅医療では重要な視点である．詳細は別項で紹介するが，終末期という点で課題となるのは，その迅速性である．瀬山らは一般病院におけるがん終末期患者のADLと生命予後の関係性を調査した．その結果，排尿が自立できなくなってからの生存期間は平均9.2日であり，1か月以上障害を抱えていた患者は16.6％，死亡前日まで自立していた患者は16.6％であった[14]．このようにがん患者であればADLが急速に低下するため迅速に対応しないと患者家族ともに在宅生活に不安を感じ在宅療養の継続が困難になり得る．例えばトイレまでの移動が困難になりつつあれば，手すりを設置してトイレへの移動支援をすべきか，ポータブルトイレの設置をすべきか，尿道留置カテーテルを希望されているのかを迅速に相談し方針を決定していく，といった対応が必要である．

3. おむつの使用

　最期までトイレで排泄を希望しているケースでも，おむつの種類や使い方を理解しておくとその意思尊重の支援につながる．おむつの詳細については別項で紹介するが，最期までトイレで排泄したいという思いがあっても，身体機能の低下で移動が困難な時，おむつを使用せざるを得ない場合もある．そのような時におむつを使用することの精神的な負担についてアセスメントを行い，使用するおむつの選定を行う．例えば介護者におむつの交換をしてもらうのが苦痛である場合は，おむつを自分で処理できるような尿パッドや自動吸収付き尿パッドを使用することも可能である．おむつ自体のイメージが悪くおむつを装着することに抵抗がある場合には，ホルダーパンツといった布製品のおむつを使用することで意思尊重に努める．

4. 清潔間欠導尿，尿道留置カテーテルの使用

　清潔間欠導尿や尿道留置カテーテルは通常尿閉の際に施行される方法であるが，終末期の状態では体動による身体症状の悪化がある場合に施行されることもある．もちろんこれらの手段は排泄環境整備，身体症状の緩和などの対応を行った上で選択されるべき方法であり安易に提案はしないが，導入によって排泄の悩みが吹き飛んだ，という患者・家族もあり有効な方法である．

終末期患者における意思尊重

　排泄を支援する方法は上記の通り様々ある．しかし最終的には本人にとって最適な排泄方法かどうか，本人の意思が尊重され尊厳が保たれているかが重要である．そのためにも医療者としては排泄動作が困難になってきた際には本人，家族，多職種と話し合いが必要となる．特に在宅医療の現場では，医師が往診時に排泄行動を目にすることは少なく，実際には家族や訪問看護，訪問介護職員が排泄の支援を行っている．そのため意思決定の際は介護者や多職種から積極的に情報収集する必要がある．

　また介護者も患者が苦痛な状態をみると「見てられない」と思い介護自体がつらくなる場面もある．そのような状況においてどこまで意思尊重をすべきか，誰の意思を尊重すべきか判断に悩む．終末期患者の排泄に対する共通の答えは

なく，対応法はケースバイケースである．ここでは終末期の排泄に対する意思尊重の方法について事例を通して検討する．

> **事例　73歳男性．肺癌，COPD，前立腺肥大症**
>
> 　もともと重度のCOPDで在宅酸素療法を実施していた．72歳時4月肺癌を指摘され化学療法を実施．73歳時1月呼吸不全の悪化，PSの低下から肺癌に対する治療継続困難となり在宅療養となる．初回訪問時にはO_2：6L投与でSpO_2：89％，PS3でありポータブルトイレにかろうじて移動するも動作によりSpO_2が78％まで低下する状況であった．本人は「最期までトイレに行きたい．おむつはしない．下の世話で誰にも迷惑をかけたくない」と繰り返し発言された．そこで当初は排泄時O_2：7Lに増量することで対応したが，排泄時の息苦しさが徐々に悪化傾向となっていった．

1. 望ましい死について理解する

　宮下は日本人にとって望ましい死の要素を研究した[15]．その中で「共通して重要だと考える望ましい死」と「人によって重要さが異なる望ましい死」の2つに分類した（**表11-1**）．その研究では医療者からみた望ましい死ではなく，あくまで患者・家族からみた望ましい死であることがポイントとされている．そのため死が避けられない時どう生きるかに視点が当たっており，医療内容や医療環境だけでなく価値観や個別性の尊重を含めた概念になっている．

表11-1　日本人にとって望ましい死

共通して重要である要素	人によって重要さが異なる要素
①身体的，心理的に苦痛がない	①できるだけ治療を受ける
②望んだ場所で過ごすこと	②自然なかたちで過ごす
③医療スタッフとの良好な関係	③伝えたいことは伝えておける
④希望をもって生きること	④先々のことを自分で決められる
⑤他者の負担にならないこと	⑤病気や死を意識しないで過ごす
⑥家族との良好な関係	⑥他人に弱った姿を見せない
⑦身体的・認知的に自立していること	⑦生きていることに価値を感じられる
⑧落ち着いた環境で過ごすこと	⑧信仰に支えられている
⑨人として尊重されていること	
⑩人生を全うしたと感じられること	

Ⅱ ● 排泄管理に関する知識と技術

事例にあてはめると，本人にとって排泄を誰にも手伝ってもらわないことは⑤他者の負担にならないことと，⑦身体的・認知的に自立していること，⑥他人に弱った姿を見せたくないという気持ちにつながっていた．また，排泄行為自体を⑨人として尊重されていること，⑦生きていることに価値を感じられる行為として解釈していた．身体的に苦痛があったが，患者にとってこれらの要素の方が身体的苦痛よりも優先度が高い事柄であった．

終末期排泄ケアにおいてもこれらの望ましい死の要素を意識しながら患者や家族と会話することで，医療者としての思いを押しつけることなく患者の意思尊重ができるのではないかと考える．

2. 医療倫理の四分割法を活用する

患者の希望を尊重するためには，医学的な見地のほか，家族や関係者の意向も重要である．これらを総合的に判断するために臨床倫理の四分割法[16]を用いると便利である．患者の意思尊重ばかりが優先されると家族との意見の食い違いであったり，家族の介護疲弊につながりかねない．また，関係するスタッフの状況も確認しながら進めないと現実的な対応が困難となり得る．

事例において四分割法を用いて話し合いを実施した時の内容を**表 11-2**に示す．本事例においても家族の排泄に対する不安が強く，また，排泄後に介入する訪問介護員からは排泄に伴う本人の精神的な苛立ちを把握することができた．

3. 共通の理解基盤を見出す

家庭医療学の中で患者中心の医療の方法がある[17]．この中で共通の理解基盤を患者と相談しながら見出していく方法がある．共通の理解基盤では，何が問題になっているのか，何をゴールにするのか，そのためにどんな役割を果たすか，という事柄を，医師が決めるのではなく患者と相談しながら決めていく．共通の理解基盤を見出すためにも，①患者の疾患と病気，健康に対する解釈を知ることと，②その人・家族・地域を含め全人的に理解することが前提条件として重要である．事例においてこの方法を活用したものを**表 11-3**に示す．事例ではその後排便の際にリフトを用いて移動する以外はベッド上で尿瓶を使用し排尿を行った．訪問看護師の訪問前に坐剤と浣腸を実施し，訪問時に排泄介助，酸素量の調節等を行った．そして亡くなるまで患者の希望通りおむつを使用せず，尿カテーテルの挿入もすることなく排泄が行われた．

116

11 ● 在宅医療における終末期患者の排泄管理

表 11-2　臨床倫理の四分割法

医学的適応	患者の意向
低酸素状態は改善が困難 体動時には酸素量の調整が必要 呼吸苦に対してオピオイドレスキューが有効 体動を減らすという意味で尿カテーテルの挿入は可能	おむつはしたくない 尿カテーテルや自己導尿も実施したくない 周囲に迷惑をかけたくない 予後が悪いことは理解している．それなら最期まで人らしく生きたい
QOL	**周囲の状況**
これまで会社の社長として活躍．人に弱いところを見せたくない 呼吸苦がないと精神的にも安定して会話ができる	家族：排泄の度に苦しそうになる姿が不安に感じる 家族：できるだけ本人の思い通りにしてあげたい 訪問介護：排泄後に苛立ちを表現される 介護環境：福祉用具の導入はスムーズに行える

表 11-3　共通の理解基盤を見出す

項目	患者	医師
問題	トイレ移動時に呼吸が苦しくなること おむつ交換してもらうこと 尿カテーテルなどを使用すること	体動時の低酸素血症とそれに伴う呼吸困難 体動時の低酸素による意識障害
ゴール	最期までおむつを使用しない 最期まで尿カテーテルを使用しない	苦痛の緩和 本人の望む環境下での排泄
役割	オピオイドレスキューの使用 排尿日誌の作成 リフトの手技習得	排泄前のオピオイドレスキューの指示 体動時の酸素量の調節 尿瓶，更衣しやすい服，リフトの使用

　終末期の排泄管理では，治療できる泌尿器症状の可能性を考える一方で全身状態や患者・家族の意思を尊重した治療の選択を行っていく必要がある．特に身体機能低下にともなう排泄管理では個別性の高い領域であるため，各個人にとって意思が最大限尊重された方法を選択できるよう，医療者として薬物療法だけではなく広い視野で選択肢を提案していく必要があると考える．

Ⅱ ● 排泄管理に関する知識と技術

文　献

1) 田尻寿子：心のケアとしてのリハビリテーション．平成19年度厚生労働省委託事業がんのリハビリテーション実践セミナー：128-135.

2) 斎藤恵介：泌尿器緩和ケアの基礎知識．泌尿器外科．2016；29（3）：213-222.

3) 入江　伸：上部尿路閉塞・腎後性腎不全．がん患者の泌尿器症状の緩和に関するガイドライン 2016年版，日本緩和医療学会編集，p.36-40，金原出版，2016.

4) Dienstmann R, et al：Palliative percutaneous nephrostomy in recurrent cervical cancer：a retrospective analysis of 50 consecutive cases. J Pain Symptom Manage. 2008；36：185-190.

5) Tanaka T, et al：Clinical course in patients with percutaneous nephrostomy for hydronephrosis associated with advanced cancer. Hinyokika Kiyo. 2004；50：457-462.

6) Lapitan MC, et al：Impact of palliative urinary diversion by percutaneous nephrostomy drainage and ureteral stenting among patients with advanced cervical cancer and obstructive uropathy：a prospective cohort. J Obstet Gynaecol Res. 2011；37：1061-1070.

7) 三浦　猛：緩和医療としての尿路変向．泌尿器ケア．2010；15：1295-1296.

8) Corman JM, et al：Treatment of radiation induced hemorrhagic cystitis with hyperbaric oxygen. J Urol.2003；169：2200-2002.

9) Texter JH, et al：Hemorrhagic cystitis as a complication of the management of pediatric neoplasms. Urol Surv. 1979；29：47-48.

10) Watson NA, et al：Urological complications of cyclophosphamide. Br J Urol. 1973；45：606-609.

11) 独立行政法人 医薬品医療機器総合機構：重篤副作用疾患別対応マニュアル 出血性膀胱炎．https://www.pmda.go.jp/files/000145957.pdf

12) Yu SY：Postmarketing surveillance study of OxyContin tablets for relieving moderate to severe cancer pain. Oncology. 2008；74 suppl 1：46-51.

13) 小島操子：終末期医療における倫理的課題．看護倫理 理論・実践・研究．アン J. デーヴィス 監，p.165-176，日本看護協会出版会，2002.

14) 瀬山留加 ほか：大学病院における終末期がん患者が抱える日常生活動作の障害と看護支援の検討．群馬保健学紀要．2008；29：31-38.

15) 宮下光令：日本人にとって望ましい死．Pharma Medica．2008；26（7）：29-33.

16) 赤林　朗 ほか訳：臨床倫理学：臨床医学における倫理的決定のための実践的なアプローチ．新興医学出版社，2006.

17) Stewart M, Brown JB et al：Patient-centered Medicine：transforming the clinical method. 3rd ed. Radcliffe Publishing, 2014.

〔島﨑亮司〕

12

在宅医療における
薬と排泄管理

　在宅医療の対象者は，脳血管性疾患，神経難病，認知症，悪性腫瘍終末期，運動器疾患，慢性呼吸不全，慢性心不全等の複数の疾患を抱える患者で，排泄障害は必発である．さらに男性は前立腺肥大症，女性は骨盤底脆弱化を合併していることが多い．

　専門医は排泄障害を診断・治療（キュア）するが，薬の目的は QOL の改善で，薬だけでは完治せず，家族を含め多職種によるケアの併用が必須である．

　本項では，薬剤が排泄障害に影響する薬と排泄障害の治療薬について述べる．

A　在宅で遭遇しやすい疾患と尿路に関わる薬

　高齢者の複数の疾患に処方された多種多様な薬剤による下部尿路症状 lower urinary tract symptoms（LUTS）について述べる（**表 12-1**）．

　前立腺部尿道・尿道括約筋の収縮あるいは排尿筋の弛緩に作用する薬剤は排尿困難・尿閉の原因に，逆に前立腺部尿道・尿道括約筋の弛緩あるいは排尿筋の収縮に作用する薬剤は頻尿・尿失禁の原因になる[1]．

　国内の医療用医薬品約 1,800 剤のうち副作用欄に LUTS が記載されている薬剤は 392 剤であった[2]．

1. 悪性腫瘍終末期

　がん性疼痛に使用されるオピオイド（オキシコドン，モルヒネ，フェンタニル，ブプレノルフィン，ペンタゾシン）は，脳幹排尿中枢，脊髄を介して排尿反射を抑制する．最近，神経障害性疼痛改善薬プレガバリンの排出障害が目立つ．

2. 心血管系疾患

　心不全に使用される利尿薬（フロセミド，スピロノラクトン）は，多尿によ

119

Ⅱ ● 排泄管理に関する知識と技術

表 12-1　高齢者の疾患の主な薬剤による下部尿路機能障害

疾患	薬剤	排出障害	蓄尿障害
がん末期	オピオイド性鎮痛薬	◯	
	神経障害性疼痛改善薬	◯	
循環器系			
心不全	利尿薬		◯
不整脈	クラスⅠ群	◯	
	β 遮断薬	◯	
高血圧	α 遮断薬		◯
低血圧	α 刺激薬	◯	
狭心症	亜硝酸アミル		◯
呼吸器系			
気管支拡張	β 刺激薬	◯	
	キサンチン誘導体		◯
	抗コリン薬	◯	
アレルギー	抗アレルギー薬		◯
	抗ヒスタミン薬	◯	
咳	鎮咳薬	◯	
神経・精神系			
パーキンソン病	ドパミン作動薬	◯	
てんかん	抗てんかん薬	◯	
不眠症	ベンゾジアゼピン	◯	
うつ病	三環系抗うつ薬	◯	
	SSRI	◯	
	SNRI	◯	
精神病	抗精神病薬	◯	
不安障害	抗不安薬	◯	◯
脳血管系	抗血小板薬	◯	
	中枢性筋緊張緩和薬	◯	◯
アルツハイマー型認知症	ドネペジル		◯
消化器系	鎮痙薬	◯	
	H_2 受容体拮抗薬	◯	

る頻尿を生じる．抗コリン作用で，抗不整脈クラスⅠ群（ジソピラミド，メキシレチン，ピルシカイニド）と β 遮断薬（エスモロール）は排出障害を起こす．

　低血圧に使用される α 刺激薬（ミドドリン，アメジニウムは排出障害を起こす．

　降圧薬の α 遮断薬は，蓄尿障害を起こす．

3. 呼吸器疾患

　気管支拡張薬で β 刺激薬（クレンブテロール）は排出障害を，キサンチン誘導体（テオフィリン）は蓄尿障害を，抗コリン薬（イプラトロピウム，チオトロピウム）は排出障害を起こす．また，抗アレルギー薬の，ケトチフェン，トラニラストは，アレルギー性膀胱炎を起こす．鎮咳薬（エフェドリン，メチルエフェドリン）は α 刺激作用で排出障害を起こす．抗ヒスタミン薬（ベタメタゾン・d-クロルフェニラミンマレイン，プロメタジン，ジフェンヒドラミン）は抗コリン作用で排出障害を起こす．

4. 神経・精神疾患

a) 抗パーキンソン薬

　トリヘキシフェニジル，ビペリデンは，抗コリン作用で排出障害を起こす．ドロキシドパ，プロフェナミン，ペリゴリドメシル，マザチコールも排出障害を起こす．

b) 抗てんかん薬

　カルバマゼピン，クロバザムも抗コリン作用で排出障害を起こす．

c) 睡眠薬

　ベンゾジアゼピン系薬（クアゼパム，トリアゾラム）は抗コリン作用で排出障害を起こす．

d) 抗うつ薬

　抗コリン作用で，排出障害を起こす．三環系抗うつ薬のアミトリプチリン，イミプラミン，ロフェプラミン，クロミプラミン．四環系のマプロチリン．SSRI（選択性セロトニン再取り込み阻害薬）のパロキセチン，フルボキサミン，セルトラリン．SNRI（セロトニン・ノルアドレナリン再取り込み阻害薬）のデュロキセチン，ミルナシプラン等がある．

e) 抗精神病薬

　抗コリン作用で排出障害を起こす．アリピプラゾール，オランザピン，クエチアピン，クロルプロマジン，ネモナプリド，プロクロルペラジン，プロペリシアジン，モサプラミン，リスペリドン，レボメプロマジン，クロルプロマジン・プロメタジン配合剤は蓄尿障害も起こす．

f) 抗不安薬

ベンゾジアゼピン系薬（クロチアゼパム，ジアゼパム，クロルジアゼポキシド）は抗コリン作用により排出障害と尿道括約筋の弛緩を起こし蓄尿障害を起こす．

5. 脳血管障害

抗血小板薬のクロピドグレルは排出障害を起こす．中枢性の筋緊張緩和薬（エペリゾン，チザニジン，バクロフェン）は膀胱機能を抑制し排出障害を起こし，外尿道括約筋弛緩作用により，蓄尿障害を起こす．

6. 認知症

アルツハイマー型認知症治療薬（ドネペジル）は，中枢性コリン作動薬（抗コリンエステラーゼ薬）であり尿失禁を起こす．

7. 消化器疾患

抗コリン作用で鎮痙薬（ブトロピウム，ブチルスコポラミン，チキジウム）と H_2 受容体拮抗薬（シメチジン）は膀胱平滑筋弛緩作用により排出障害を起こす．

B 主な疾患の薬物療法

1. 前立腺肥大症（表12-2）

前立腺には α_1 アドレナリン受容体の，$\alpha_1 A$ と $\alpha_1 D$ が重要で，これらを遮断すれば症状が改善する．前立腺肥大症は，薬物療法が第一選択で，α_1 遮断薬を投与する．前立腺や膀胱頸部の平滑筋に作用し，機械的閉塞や機能的閉塞の下部尿路閉塞を改善し，排尿症状のみならず蓄尿症状も改善する．副作用で術中虹彩緊張低下症候群（虹彩にある α_1 アドレナリン受容体が阻害され安定した散瞳が得られない）があり，白内障手術前，眼科医へ紹介する．

前立腺体積が大きい場合，抗アンドロゲン薬や 5α 還元酵素を投与する．

以下，代表的な薬剤について解説する．

表 12-2　前立腺肥大症の治療薬

	薬品名	用法・用量	副作用
α₁遮断薬	プラゾシン	1回1～1.5 mg, 1日2～3回 1日6 mgまで増量可	血圧低下, 起立性低血圧によるめまい, 立ちくらみ, 意識消失, 肝機能障害
	テラゾシン	1回0.5 mg, 1日2回 1日2 mgまで増量可	
	ウラピジル	1回15 mg, 1日2回 1日90 mgまで増量可	血圧低下, 起立性低血圧によるめまい, 立ちくらみ, 失神・意識障害, 肝機能障害, 射精障害(逆行性射精)
	タムスロシン	1回0.2 mg, 1日1回 1日0.3 mgまで増量可	
	ナフトピジル	1回25 mg, 1日1回 1日75 mgまで増量可	口渇, 術中虹彩緊張低下症候群
	シロドシン	1回4 mg, 1日2回 適宜増減	
5α還元酵素阻害薬	デュタステリド	1回0.5 mg, 1日1回	肝機能障害, 勃起不全, リビドー減退, 乳房等の乳房障害
PDE5阻害薬	タダラフィル	1回5 mg, 1日1回	硝酸薬, 一酸化窒素(NO)供与薬との併用で過度の血圧低下, 4時間以上持続する勃起, 急な聴力低下, 急な視力低下
抗アンドロゲン薬	クロルマジノン	1回25 mg, 1日2回	血栓症, うっ血性心不全, 劇症肝炎・肝機能障害, 糖尿病, 高血糖, 女性型乳房, 全身倦怠感, 体重増加, 勃起障害
	アリルエストレノール®DB	1回25 mg, 1日2回	肝機能障害, 倦怠感, 食欲不振, 貧血, 性欲減退等
植物製剤・アミノ酸配合薬	エビプロスタット®DB	1錠, 1日3回	発疹等の過敏症状, 胃部不快感
	セルニルトン®	1回2錠, 1日2～3回	植物によるアレルギー
	パラプロスト®	1回2カプセル, 1日3回	胸やけ, 胃部不快感

Ⅱ ● 排泄管理に関する知識と技術

a) α_1 遮断薬

①プラゾシン（ミニプレス®），テラゾシン（バソメット®）

降圧薬と前立腺肥大症の2種の効果がある．

②ウラピジル（エブランチル®）

高血圧症，前立腺肥大症，神経因性膀胱に伴う排尿障害の適用があり，女性の神経因性膀胱にも使用できる．

③タムスロシン（ハルナール®）

日本初の α_1A 遮断薬は，排尿症状も蓄尿症状も改善する．

④ナフトピジル（フリバス®）

排尿症状と，さらに頻尿，夜間頻尿など蓄尿症状への効果が高い．

⑤シロドシン（ユリーフ®）

α_1 アドレナリン受容体に親和性が高く，排尿症状と蓄尿症状への効果も高い．

b) 5α 還元酵素阻害薬 デュタステリド（アボルブ®）

デュタステリドは，5α還元酵素で，ジヒドロテストステロンを抑制して前立腺細胞の増殖を抑制する．30 mm³ 以上の適用で前立腺を縮小して，機械的閉塞を解除して症状を改善する．しかし，PSA値を半減させるため，前立腺癌に注意する．

c) PDE 5 阻害薬 タダラフィル（ザルティア®）

下部尿路に作用する一部の副交感神経は，一酸化窒素（nitric oxide，NO）を放出して下部尿路の平滑筋を弛緩させ，血管を拡張して血流を増加させて，特に前立腺肥大症の蓄尿症状を改善させる．禁忌も多く使用には注意する．

d) クロルマジノン（プロスタール®），アリルエストレノール（パーセリン®）

合成黄体ホルモンで，精巣からのテストステロンを抑制し前立腺を縮小し，症状を改善させる．

e) 漢方薬・植物製剤・その他 (八味地黄丸，牛車腎気丸，エビプロスタット®，セルニルトン®，パラプロスト®)

有効性は不十分．抗炎症・浮腫効果があるセルニルトン®は，前立腺炎に保険適用がある．

2. 過活動膀胱 (表12-3)

現在，過活動膀胱の治療に最も多く用いられ，その有効性と安全性が確立されている薬を以下にあげる[3]．

12 ● 在宅医療における薬と排泄管理

a) 抗ムスカリン薬（抗コリン薬）

ムスカリン受容体の5種類のなかで，膀胱に関連するサブタイプはM_2とM_3で，膀胱の排尿筋を収縮させる．抗ムスカリン薬は排尿筋を抑制し，同時に膀胱上皮の膀胱の知覚を抑制して，尿意切迫感や，切迫性尿失禁を改善する．しかし抗コリン薬特有の副作用がある．頻尿のみで，処方してはならない．患者から尿意切迫感を聞き出すことがコツである．

①オキシブチニン（ポラキス®），オキシブチニン経皮吸収型製剤（ネオキシ®テープ）

抗ムスカリン作用と平滑筋の弛緩作用があり，認知機能低下，せん妄等中枢神経への副作用が多い．テープ剤は錠剤より副作用は低いが，貼付部位の皮膚炎の頻度が高い．オキシブチニン錠の適用は，神経因性膀胱，不安定膀胱（無抑制収縮に伴う過緊張性膀胱）における頻尿，尿意切迫感，尿失禁で，過活動膀胱の適用はない．

②プロピベリン（バップフォー®）

カルシウム拮抗作用と抗ムスカリン作用で膀胱平滑筋の収縮を抑える．適用は神経因性膀胱，神経性頻尿，不安定膀胱，膀胱刺激状態（慢性膀胱炎，慢性前立腺炎）の頻尿，尿失禁・過活動膀胱である．

③トルテロジン（デトルシトール®）

世界初の過活動膀胱治療薬で蓄尿症状を改善させ，認知機能低下は少ない．

④ソリフェナシン（ベシケア®）

ムスカリン受容体に高い膀胱親和性があり副作用も少なく，半減期が50時間と長く夜間頻尿にも効果がある．認知機能への影響も少ない．

⑤イミダフェナシン（ウリトス®，ステーブラ®）

半減期が2.9時間と短く，1日2回の服用であるが，夜間頻尿は就寝前のみで効果がある．

⑥フェソテロジン（トビエース®）

デトルシトール活性代謝物のプロドラッグで，膀胱選択性が高く，認知機能への影響も少なく，効果は最強である．

b) ミラベグロン（ベタニス®）

膀胱の排尿筋にβ_3アドレナリン受容体があり，刺激すると排尿筋は弛緩し，蓄尿症状を改善する．しかし，心・血管系の副作用に注意が必要である．世界で唯一のβ_3作動薬である．

125

II ● 排泄管理に関する知識と技術

表12-3 蓄尿機能障害治療薬

	一般名	用法・用量	副作用	禁忌
抗コリン薬	オキシブチニン	1回2~3 mg, 1日3回	排尿困難・尿閉等, 麻痺性イレウス, 緑内障, 口渇	重篤な心疾患, 尿閉, 麻痺性イレウス, 重症筋無力症, 授乳婦
	オキシブチニン経皮吸収型製剤	貼付剤1枚(オキシブチニン73.5 mg/枚含有)を1日1回貼付	尿閉, 閉塞隅角緑内障, 麻痺性イレウス, 口内乾燥・適用部位皮膚炎	
	プロピベリン	1回20 mg, 1日1回を20 mgを1日2回まで増量可	急性緑内障発作, 尿閉, 麻痺性イレウス, 幻覚・せん妄, 腎機能障害, 横紋筋融解症, 血小板減少, 皮膚粘膜眼症候群, QT延長, 便秘, 心室頻脈, 肝機能障害, 横断, 眼調節障害, 眠気, めまい, 目の充血やまぶたの腫れ, 発疹, 血圧低下等	尿閉, 閉塞隅角緑内障, 幽門部・十二指腸・腸管閉塞症および麻痺性イレウス, 胃・腸アトニー, 重症筋無力症, 重篤な心疾患
	トルテロジン	1日4 mg, 1日1回	口内乾燥, 便秘, 傾眠, 眼調節障害, めまい	
	ソリフェナシン	1日5 mg, 1日1回を1日10 mgまで増量可	ショック, アナフィラキシー, 肝機能障害, 尿閉, QT延長, 心室頻拍, 房室ブロック洞不全症候群, 高度徐脈, 麻痺性イレウス, 幻覚・せん妄, 口内乾燥, 便秘	
	イミダフェナシン	1日0.1 mg, 1日2回を1日0.4 mgまで増量可	急性緑内障, 尿閉, 肝機能障害(類薬), 麻痺性イレウス, 幻覚・せん妄, QT延長, 心室頻脈, 便秘, 口内乾燥	
	フェソテロジン	1回4 mg, 1日1回を1日8 mgまで増量可	尿閉, 血管浮腫(類薬) QT延長, 寝室頻脈, 房室ブロック, 徐脈等	
β_3作動薬	ミラベグロン	1回50 mg, 1日1回	CYP2D6の中程度の阻害, 尿閉, 高血圧	重篤な心疾患, 妊婦・妊娠可能性, 授乳婦, 重度の肝機能障害(Child-pughスコア10以上)

3. その他の薬剤

a) クレンブテロール（スピロペント®）

β_2刺激薬で，外括約筋の収縮を増強させて，腹圧性尿失禁に適用がある．用量用法は，1回20μg1日2回投与し，副作用は手指振戦，頻脈などがある．

b) ジスチグミン（ウブレチド®）

コリンエステラーゼを阻害し，膀胱の排尿筋の収縮力の低下を防ぐ．適用は手術後および神経因性膀胱などの低緊張性膀胱による排尿困難である．1日5 mgを経口服用する．重篤な副作用として，急性の重症なコリン作動性クリーゼ（異常な発汗，唾液過多，気道分泌過多，徐脈，縮瞳，呼吸困難など）が出現することがある．

c) フラボキサート（ブラダロン®）

適用は神経性頻尿，慢性前立腺炎，慢性膀胱炎に伴う頻尿，残尿感．効果も少ないが，副作用も少ない．

d) 三環系抗うつ薬 イミプラミン（トフラニール®），アミトリプチリン（トリプタノール®）

イミプラミンは遺尿症（尿失禁）の適用がある．アミトリプチリンの適用は夜尿症で，1日10〜30 mgを就寝前に服用する．副作用は，口渇，眠気，めまい，立ちくらみ，便秘で，心室性不整脈など心血管系に重篤な場合もある．

e) デスモプレシン（ミニリンメルト®）

尿浸透圧・尿比重低下に伴う夜尿症に適応がある．水中毒発現に注意する．

C 在宅だからできるポリファーマシー対策

高齢者は慢性の複数疾患を抱え，多剤併用で長期服用することもある．

ポリファーマシーは，本邦では5〜6種類以上（海外では5剤以上）の多剤投与を意味していたが，現在では，複数の薬剤の併用に伴う諸問題に拡大解釈されてきている．ポリファーマシーは，高齢者では肝・腎機能の低下による有害事象が多く，視覚・指の巧緻性・認知機能の低下に伴う，服薬・管理能力の低下によるトラブルも臨床医は十分経験済みである．

病院で複数科から退院後紹介され，在宅医に一元化されるとポリファーマシーに直面する．しかしそれらの処方は既往歴・現病歴がある結果であり，前

Ⅱ ● 排泄管理に関する知識と技術

医の医師の裁量を尊重すべきで，薬の数を減らすことが必ずしも目的ではなく，適正な処方を心がける．患者・家族と信頼関係が得られたら，薬剤師の協力を得て，十分なインフォームドコンセントの下，適正化し，結果的に剤数を減らすことができれば，患者のアドヒアランスを向上させることができよう．

事例

80 歳代男性．主訴は頻尿，尿失禁．これまで①大腸癌術後，高血圧で消化器科，②うつ病で精神科，③前立腺肥大症，過活動膀胱で泌尿器科に，個別の 3 医院に通院後，通院困難で訪問診療を依頼された．お薬手帳は，3 冊あり，薬局も別個であった．消化器科より，アムロジピン（ノルバスク®），酸化マグネシウム，重曹，ジアスターゼ，ピペタナート塩酸塩配合剤（ゲシュウル™），モサプリド（ガスモチン®），消化酵素複合剤（ベリチーム®），オキサゾラム（セレナール®），精神科よりスルピリド（ドグマチール®），ブロマゼパム（レキソタン®），ミルナシプラン（トレドミン®），リルマザホン（リスミー®），クロルプロマジン（ウインタミン®），ビタメジン®，五苓散，ジスチグミン，泌尿器科よりナフトピジル，クレンブテロール，オキシブチニン計 19 種類が処方されていた．仮面様顔貌，振戦，ジストニアがあり，錐体外路症状が疑われた．低比重尿，前立腺エコーでは前立腺 10 mm³，残尿量 30 mm³．国際前立腺症状スコア International Prostate Symptom Score（IPSS）21 点，QOL スコア 6 点で，過活動膀胱症状スコア Overactive Bladder Symptom Score（OABSS）13 点で，いずれも重症に分類される．これは，患者が各科の医師に困っている排尿障害を訴え，お薬手帳も見せていなかったため，薬が増加・増量されたり重複していたと考えられる．

排尿日誌で，排尿回数日中 15 回，夜 1 回，尿意切迫感 16 回，切迫性尿失禁 13 回，1 回量約 300 mL，1 日量 4,650 mL であった．口喝のため多量の水分摂取による頻尿も考え，各科に連絡し，重曹，ジアスターゼ，オキサゾラム，スルピリド，クロルプロマジン，五苓散，ジスチグミン，クレンブテロール，オキシブチニンを中止，計 10 種類とし，適切な水分摂取を指導し，排尿障害には，ナフトピジルのみとしたところ，1 週間で IPSS17 点，QOL4 点で，OABSS9 点で，いずれも中等症に改善した．排尿回数日中 13 回，夜 0 回，尿意切迫感 8 回，切迫性尿失禁 1 回，1

回量約 120 mL，1 日量 1,600 mL であった．患者の顔は晴れやかで，ジストニアも改善した．最終的には，蓄尿障害を考慮して，ナフトピジルとミラベグロン（ベタニス®）で患者の満足が得られた．

　日本老年医学会による「高齢者に対して特に慎重な投与を要する薬物のリスト」[4] に挙げられている薬物の投与に悩むことが多い．逆に在宅から入院した時は，病状が安定すれば，これまでの薬が中止・変更されることもあり得る．いずれも前医と在宅医が検討する連携が必要であり，互いの意思を尊重する．

　地域包括ケアシステム下，薬剤師，訪問看護師，ケアマネジャー，ヘルパーなどとの連携が必須である．特に薬剤師の介入は必須であり，患者・家族との信頼を高める．筆者は，連携ノートとカンファレンスを活用している．多職種の連携が，ポリファーマシーの問題も，患者のアドヒアランス向上に不可欠である．

文　献

1) 日本泌尿器科学会：男性下部尿路症状・前立腺肥大症診療ガイライン．p.6, リッチヒルメディカル，2017.
2) 関　成人：薬剤性排尿障害．Prog Med. 2009；29：2745-2753.
3) 日本排尿機能学会：女性下部尿路症状診療ガイドライン．p.101, リッチヒルメディカル，2013.
4) 日本老年医学会：高齢者の安全な薬物療法ガイドライン 2015. p.26-31, メジカルビュー社，2015.

〔市川晋一〕

13

在宅医療における排便ケア

　「食べて，出す」という基本的な生理機能は，ADL制限や多数の服薬の影響によって障害が発生しやすい．在宅医療では，そのような状況が頻繁に見られるにもかかわらず，対処の受け皿がほとんどないのが現状と言えよう．そこで，ここでは，在宅医療で役に立つ排便管理について解説する．

A　排便の成り立ち

　食べたものは胃や十二指腸でブドウ糖やアミノ酸といった栄養素に消化され，小腸の中は腸液として通過する．その量は1日に約9Lに及ぶものの，そのうち7Lは小腸で吸収され，残りの2Lが大腸に流れ込む（**図13-1**）．栄養素は小腸で吸収される一方で，大腸に到達した腸液には，消化されなかった食

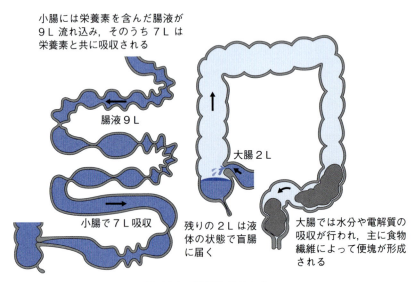

図13-1　排便の成り立ち

物繊維が含まれる．大腸では水分や電解質の吸収が行われるため，食物繊維が便塊の主成分となり，便の形は大腸における水分の吸収具合で変わる．腸液がそのままの状態で出てきてしまえば水様便となり，反対に水分の吸収が進むと，便は乾燥して硬くなる（**図13-2**）．このことは，便の形と大腸を移動する早さの関係を調べた研究で示され（**図13-3**），つまり便の形を見ることによって便の移動時間を推測できる．この理論にもとづいて便の形を7段階に分類したものがブリストルスケール（**図13-4**）で，便の形を区別する国際的な指標になっている．

B なぜブリストルスケールが重要か

排便に関しては，「出た」か「出ない」か，量が「多い」か「少ない」か，といった観点で評価されることが多いと思われるが，便の貯まり方や，適切な排便量には相当のばらつきがある．なぜなら，食事の種類や量，内服の影響，消化の働き，腸内環境，便意の有無など，様々な要因が関係するからである．しかしながら，これらの要因の一つ一つを正確に把握することは容易でなく，

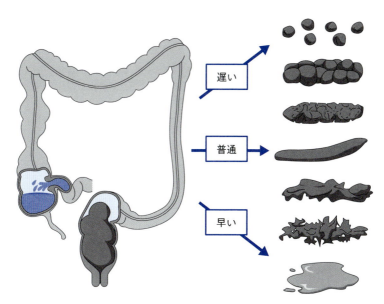

図13-2 大腸における水分の吸収と便の性状

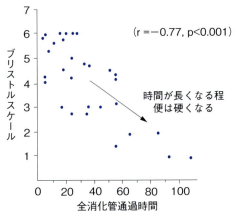

図 13-3　消化管の通過時間と便の形状
(O'Donnell LJ, et al：Detection of pseudodiarrhoea by simple clinical assessment of intestinal transit rate. BMJ. 1990；300：439-440 より改変)

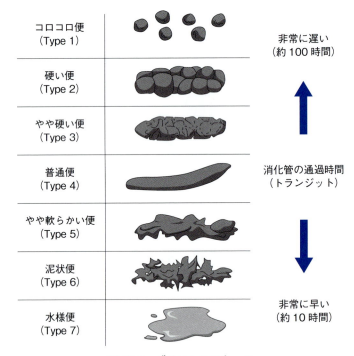

図 13-4　ブリストルスケール

さらに「お腹が張っている」,「便が残っているような気がする」などといった感覚は,便秘と判断されやすいものの,実際には,それほど便が貯まっていないケースも多々見受けられる.そのような時に,ブリストルスケールを参考にすることによって,便の移動時間や便の貯まり具合を客観的に把握できるので,排便管理を行う上で非常に有用なツールとなり得るのである.

C 排便管理における下剤の位置付け

急性期医療では救命や重篤な疾患の治療が優先されるため,排便管理の重要性は高くない.一方で,状態が比較的安定した在宅医療では,どのぐらい食べられたか,きちんと排泄できたかは,日々の重大な関心事項となる.全身状態が安定する中で食事量やADLの変化が見られれば,必要な下剤も服薬すべき量も異なってくるはずである.にもかかわらず,在宅に移行する直前に処方された下剤がそのまま継続されることも多く,そのことが在宅医療における排便管理を困難にさせている面もある.そのような時にブリストルスケールを参考にすることで,どのような下剤を,どのタイミングで,どのぐらい使用すればよいか,そういった戸惑いを大きく減らすことが可能となる.

D 下剤の効果と便の性状

表13-1に使用頻度の高い下剤を示す.酸化マグネシウムに代表される塩類下剤は腸管内の水分吸収を抑制することで便を軟化させる.一方,刺激性下剤は腸管運動を亢進させることによって排便を促進する.便が移動する速さは便の性状と相関することから,塩類下剤であっても,刺激性下剤であっても,下剤の効果が発揮されたら便の性状は軟らかくなる(図13-5).つまり,下剤が効いたか効かなかったかは,ブリストルスケールに従った便の性状によって判断できると考える.

E チャートを用いたブリストルスケールの使い方

ブリストルスケールを用いた排便管理では,軟らかい便が出た時は「下剤は効いた」と判断し,硬めの便が出た時は「下剤が弱かった」と,便の性状を見

Ⅱ ● 排泄管理に関する知識と技術

表 13-1　よく使われる下剤一覧

塩類下剤

一般名	商品名	作用時間（時間）
酸化マグネシウム	酸化マグネシウム	2 ～ 3
	マグミット	2 ～ 3
	マグラックス	2 ～ 3

刺激性下剤

分類	一般名	商品名	作用時間（時間）
アントラキノン系	センノシド	アローゼン	8 ～ 12
		プルゼニド	8 ～ 13
	大建中湯	大建中湯エキス	8 ～ 14
	ダイオウ・センナ	セチロ	8 ～ 15
ジフェニルメタン系	ピコスルファートナトリウム水和物	ラキソベロン	8 ～ 17
	ビサコジル	コーラック	8 ～ 18

その他

分類	一般名	商品名	作用時間（時間）
湿潤性下剤	DSS・カサンスラノール	ビーマス	8 ～ 12
クロライドチャネルアクチベーター	ルビプロストン	アミティーザ	24 時間以内

坐剤

一般名	商品名	作用時間（分）
炭酸水素ナトリウム無水リン酸二水素ナトリウム坐剤	新レシカルボン	20 ～ 30
ビサコジル	テレミンソフト	20 ～ 30

ながら効果判定を行う．**表 13-2** のような「便の性状」と「下剤」を記録できるチャートが有用で，「便の性状」はブリストルスケールを用いて 7 段階で記載し，下剤については種類や量，使用時間を記入する．**表 13-2** の例では，3 ～ 4 日間排便のない状態で下剤を使った後に Type 6 ～ 7 の便が出ている．前述したように，下剤によってトランジットが亢進した結果，泥状便や水様便が排出されたということで，下剤を使わないと便が出ないようにも見えるが，下痢や軟便として便の排出が見られていることから，投与した下剤は十分効いて

13 ● 在宅医療における排便ケア

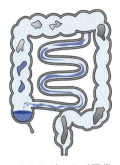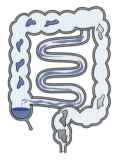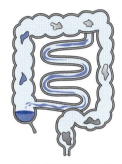

トランジットが正常　　塩類下剤によって　　刺激性下剤によって
ならType 4 の便が出　　便は軟らかくなる　　便の通過が速くなる
る

下剤の効果が現れれば，便は総じて軟らかくなる

図 13-5　下剤の影響

表 13-2　チャート記録の基本

日付	8月8日	8月9日	8月10日	8月11日	8月12日	8月13日	8月14日
下剤		アローゼン 1P 22時				アローゼン 1P 22時	
排便	なし	なし	10時 Type 6	なし	なし	なし	11時 Type 7

日付	8月15日	8月16日	8月17日	8月18日	8月19日	8月20日	8月21日
下剤				アローゼン 1P 22時			
排便	なし	なし	なし	なし	9時30分 Type 6	なし	なし

（酸化マグネシウムを併用した上での使用例である．）
1. 排便についてブリストルスケールを用いた「便の性状」と日時，使用した「下剤」の種類と量，投与時間を記録する．
2. 上記のように，便の性状が Type 6（泥状便），Type 7（水様便）であれば，投与間隔をさらに空けて投与してみる．
3. 便の出始めは硬いものの後半は軟らかくなったり，1日に何度も出たり，便の性状がまちまちである場合は，最後に出た便の性状を指標にする．

II ● 排泄管理に関する知識と技術

おり，それまで出なかったのは，単に便があまり貯まっていなかったからと推測できる．

この評価に基づけば，さらに間隔を空けて下剤を使用することが可能と判断でき，**表13-3**のように5日，6日と間隔を空けて投与してみる．その結果，Type 4や5の便が出るようになれば，その投与間隔がその人にとっての適切な排便周期となる．便の性状に応じて投与間隔を空けていけば，6〜7日間隔で下剤を用いるケースも出てくる．酸化マグネシウムは刺激性下剤とは異なり，毎日服用しても問題ない．もちろん，Type 7の便が出たら1〜2日は服用を中止してもよいが，刺激性下剤ほど強くはないので，基本は毎日続けながら，刺激性下剤との併用を考える．

表13-3　下剤の調整法

日付	8月22日	8月23日	8月24日	8月25日	8月26日	8月27日	8月28日
下剤				プルゼニド2錠 就寝時			
排便	なし	なし	なし	なし	8時 Type 7	なし	なし

日付	8月29日	8月30日	8月31日	9月1日	9月2日	9月3日	9月4日
下剤			プルゼニド2錠 就寝時				
排便	なし	なし	なし	9時30分 Type 6	なし	なし	なし

日付	9月5日	9月6日	9月7日	9月8日	9月9日	9月10日	9月11日
下剤			プルゼニド2錠 就寝時				
排便	なし	なし	なし	9時00分 Type 5	なし	なし	なし

（酸化マグネシウムを併用した上での使用例である．）
1. Type 6〜7の排便が出た場合は，さらに下剤投与間隔を空けられる．
2. Type 3〜5の排便が見られれば，その投与間隔による安定を目指す．
3. 上記のように中6日で安定する場合もある．
4. 4日以上間隔が開く場合は，食事内容を見直すことで下剤の反応が期待できる．

13 ● 在宅医療における排便ケア

F 下剤投与をどこまで待てるか

　患者の状態によっては，7日以上，10日に1回の周期で排便管理を行うこともあるが，そこまで排便のない状態を放置するのはいかがなものか，と不安になるのも当然で，せめて週に2回程度の排便を得たい…，そんな時は栄養管理の再評価が必要となり，特に摂取している食物繊維の量に着目する．ただでさえ食事量の少ない高齢者であれば，1日の食物繊維摂取量が10g未満となってしまうのは日常的で，さらに経管栄養となると5g未満が一般的である．このような繊維摂取量では，排便周期に3日以上かかってしまうのは仕方のないことで，一定期間に，まとまった排便を期待するのであれば，どうしても繊維摂取量の増加を考慮しなければならない．増量の工夫については後述する．

G 下痢に対するアプローチと対処法

　下痢は，便秘と違って，出た便を見て下痢状かどうかを判断できるので，「下痢」の確認は容易となる．一方で，下痢の原因は非常に多岐にわたり，なおかつ必ずしも診断は容易でなく，実際には，特定できないことも少なくない．そこで，そのまま様子を見ていても大丈夫な「下痢」か，そうでないかを区別することが重要となる．

　緊急を要する下痢，精密検査が必要な下痢とは，全身状態に影響するような下痢で，**表 13-4** に示す．腸炎による下痢は，脱水をきたすことがあるため注意が必要で，特に高齢者では緊急に対応しなければならないことがある．このほか，体重減少や貧血，低蛋白血症を伴う下痢は精密検査が必要となる．

表 13-4　下痢の鑑別

緊急を要するもの	精査を要するもの
出血	貧血
脱水	慢性炎症
1日5回以上の下痢	体重減少
発熱を伴う腹痛	低蛋白
嘔吐	食欲低下

137

Ⅱ ● 排泄管理に関する知識と技術

サンファイバー®
（ガァーガム）
スティック
タイプ
1本：5 g
サンファイバーは水に溶かして
飲んだり，味噌汁に入れること
も可能

濃厚流動食 1.5 kcal/mL
（200 mL/300 kcal）
（1,000 mL/1,500 kcal）
食物繊維（ガァーガム）
配合（4.5 g，22.5 g）

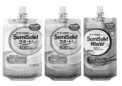
半固形タイプ流動食
（2.0 kcal/mL）
（粘度 20,000 mPa・s タイプ）
食物繊維（ガァーガム）
1.5 g/100 kcal

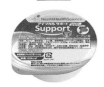
ゼリー状補助食
60 kcal/66 g
食物繊維（ガァーガム）
4.0 g

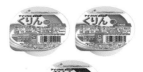
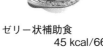
ゼリー状補助食
45 kcal/66 g
食物繊維（難消化性デキストリン）
7.0 g

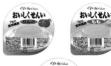

ゼリー状補助食
46～49 kcal/63 g
食物繊維（難消化性デキストリン）
7.3～7.4 g

ゼリーは軟らかく，高齢者にとっても食べやすい．いろいろな味があるので，飽きない

図 13-6　食物繊維摂取量を増やす手段

　慌てる必要のない「下痢」の代表は，下剤による下痢であろう．刺激性の下剤などを使用した後の下痢は，下剤の調整を行えば改善される．一般的に下剤の効果は24時間以内に表れるので，最後に下剤を使用してから2，3日経っても下痢が見られる時は，下剤が原因でない可能性が高くなる．下剤が原因の下痢に対する対処は，便秘に対する下剤の調整と同様に，チャートの記録を参照しながら下剤の量を減らしていく．
　次に，経管栄養による浸透圧性の下痢も頻度の高いものであろう．ただし，経管栄養による浸透圧性の下痢は直接的な診断法はなく，除外診断が基本となる．経管栄養を使用している状況で，下剤の影響でもない，腸炎などの感染徴候もない，全身状態も悪くないなど，下痢の原因となる主要な原因が排除でき

る時に，浸透圧性の下痢の可能性を疑う．そのような場合は，経管栄養の工夫によって，下痢が改善されることもある．このほか，原因不明であっても，一過性であれば，経過観察が可能であろう．

H 食事や経管栄養の工夫

在宅医療における栄養管理は，カロリー計算，塩分や蛋白制限が基本となるが，排便管理の観点からは，食物繊維の摂取量が重要となる．繊維摂取量を増やす方法は一律ではないものの，ここでは，カロリーなどを気にせず繊維量を増やす方法を紹介する（**図 13-6**）．サンファイバー®は，パウダー状のグァーガムなので，飲み物や汁物に混ぜて摂取することができる．多くの経管栄養は難消化性デキストリンが使用されているのに対し，グァーガムを含んだものとして，アイソカル®が製品化されている．近年，グァーガムの利点が学会などでも多く報告され，腸管粘膜の修復作用，腸管運動の賦活作用などが指摘されており，他の食物繊維よりも便の性状を整える効果を期待できる．このほか，ゼリーもいろいろなタイプが市販されており，食べやすく利便性が高い．

I 優しい摘便のコツ

在宅における排便支援として，訪問診療の際に医療スタッフが浣腸や摘便を行う例も少なくない．そこで摘便については，患者への負担の少ない，またより有効に便を排出させる工夫について述べる．

直腸と肛門の境界部は，**図 13-7** のように背側の恥骨直腸筋によって直腸肛門角を形成している．患者が左側臥位の状態で，医療者が右手の示指を曲げたまま便を出そうとすると，直腸肛門角に便が引っかかることがある．さらに強引に引き抜くと粘膜損傷を起こす危険性が高い．そこで，示指を曲げずに，伸ばした指に便を乗せる方法を推奨している．最も抵抗の少ない指使いが，患者にとって苦痛の少ない摘便となる．さらに，挿入した指を肛門の背側に押すと，指と肛門の腹側の間に隙間ができて，硬い便であっても排出を誘発することが可能である．

在宅医療では，患者や家族の想いに寄り添った医療が中心となる．したがっ

II ● 排泄管理に関する知識と技術

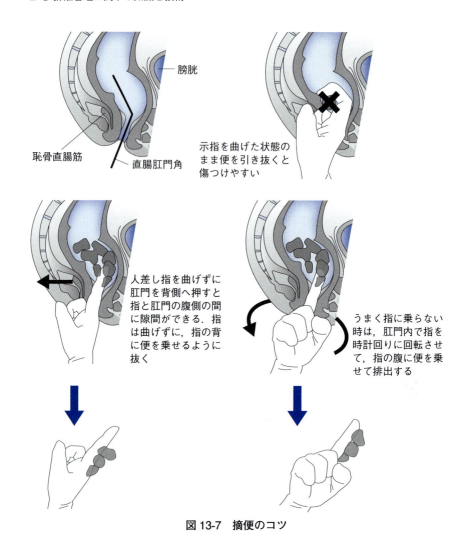

図 13-7　摘便のコツ

て，どのような排便管理が相応しいか，それぞれの事例で変わってくるため，求められるものが多様となり，提供する側にとっては難易度の高いサービスと言える．オーダーメイドの排便ケアを計画する際には，いい形の便が出るような介入を心掛け，より快適な排便管理の提供に本解説を役立てていただきたい．

〔神山剛一〕

14 尿路管理と多職種連携

「尿失禁」という言葉に対して医師，看護師，介護職ではイメージもその意義も異なってくる．医師にとって尿失禁は「軽い尿漏れであり医療介入する範囲は小さいもの」と考える可能性もある一方で，介護職にとって尿失禁は「本人の不快感を悪化させる一大事であり，早急に対応・解決の糸口を見つけないといけないもの」と考える可能性がある．このように連携を行う際には同じ言葉でも職種が違えば意味が異なるため，連携する相手を知ることなど様々な能力が必要となる．特に在宅医療では様々な職種が関わりケアを行うため多職種連携能力の向上が必要とされる．

現在，医療保健福祉分野の多職種連携能力について日本独自のモデルが提唱されている[1]．これは6つのドメインに分かれ多職種連携の手法について述べている（図 14-1）．特に2つのコア・ドメインである「患者・利用者・家族・コミュニティ中心」と「職種間コミュニケーション」は在宅医療の現場では常に意識的に，もしかしたら無意識のうちに実践していることと予想される．「患

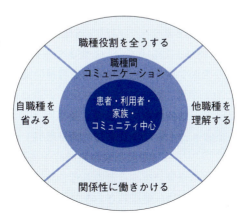

図 14-1　多職種連携コンピテンシーモデル
（文献1）より）

者・利用者・家族・コミュニティ中心」のコア・ドメインでは，患者・利用者・家族・コミュニティの重要な課題に焦点を当て，多職種間での共通の目標を設定することが提唱されている．これは今まで各専門職が各々専門職として独立した目標を掲げ取り組んできた傾向があったため，基本に立ち返り目標設定をすることの重要性を提唱したものである．「職種間コミュニケーション」のコア・ドメインでは，職種背景が異なることに配慮し，互いから職種としての役割，知識，意見，価値観を伝え合うことができる能力と提唱されている．医療現場では医師からの一方通行の指示が通りやすい風潮にある．確かに現在の医療制度では医師のオーダーのもと，看護師やリハビリ職がその業務を遂行できるようになっている．しかし本モデルではあくまで患者・利用者・家族・コミュニティの課題を解決するために，互いの職種を尊重して意見を出し合える能力が必要であることを提唱している．

　また，医療現場において多職種連携の方法には3つのモデルがあると提唱されている[2]．Multidisciplinary team model とは各職種の責任や役割が明確で，職種間の意見交換は最小限の専門職集団である．このモデルは救急医療や高度先進医療等で有効とされている．Interdisciplinary team model とは定期的な意見交換が行われるが，個々の職種の役割は固定されている集団である．このモデルは栄養サポートチームや感染管理チーム等で有効とされている．3つ目の transdisciplinary team model とは患者のニーズがまず存在し，それを中心に各職種が意見交換のみならず相互乗り入れのかたちで役割を果たす集団である．このモデルは在宅医療や緩和ケアのような包括的な問題に対処する際に有効である．これまでの章でも述べられた通り尿路管理，排泄ケアではまさに transdisciplinary team model で対応することが求められる．

　この枠組みを理解した上で在宅医療における多職種の役割と連携方法について紹介する．

A 訪問看護師・訪問リハビリテーションとの連携

　訪問看護師が在宅医療の現場で担う役割の大きさ，幅広さについては議論の余地がないであろう．ここでは尿路管理という面で訪問看護師と在宅医がどのような点で連携できるかについて紹介する．

14 ● 尿路管理と多職種連携

1. 尿路カテーテルの管理

　尿路カテーテルは在宅患者でも多く使用され，その管理やトラブルが生じた時の対応が求められる．その中心的な役割を担うのが訪問看護師である．尿路カテーテルの固定方法も様々であり，その人，家庭に合った方法を見出す能力も求められる．また，尿路カテーテルの閉塞を繰り返す症例や膀胱炎を繰り返す症例に対してアセスメントや飲水量の助言なども訪問看護師には求められる．

2. 清潔間欠導尿 clean intermittent catheterization（CIC）の指導管理

　清潔間欠導尿において安全に行うための指導や実際に施行する時の見守り，物品管理など訪問看護師が行う役割は非常に大きく，その説明・指導次第でCICが継続できるかが変わってくる．一方で，本人家族の介護状況から夜間のみ間欠式バルーンカテーテルを挿入することもある．

3. 排尿状況のチェック

　排尿日誌による排泄状況の把握は排尿管理を行う上でも大きな役割がある．また，残尿測定についても看護師が超音波で測定することも可能となっている．しかし排尿日誌や残尿測定の実施率は高くない[3]．排尿日誌の活用について，よくあると答えたのが17.1％で，少しある：43.9％，ほとんどない：24.4％，まったくない：14.6％であった．残尿測定の実施状況については，よくあると答えたのが2.4％，少しある：29.3％，ほとんどない：24.4％，まったくない：43.9％であった．残尿測定については超音波検査機器がない事業所も多いと思われる．しかし長期間在宅療養を行っている場合，排尿機能が変化し溢流性尿失禁などを併発するケースもあることから必要時には実施できるように工夫が必要である（8章参照）．

4. 飲水・食事量のチェック

　排尿や排便に水分と食事が大きく影響することは，これまでの章でも繰り返し述べてきた．訪問看護師との連携においては，その客観的な指標を提示してもらうよう依頼する必要がある．また，摂食嚥下の評価を訪問看護師や言語聴覚士に依頼することも必要である．

143

Ⅱ ● 排泄管理に関する知識と技術

5. ADL のチェック

　リハ・スタッフの視点からトイレ動作に関わる行程を評価することは非常に多くの情報が得られる．特に座位保持が可能かどうかによって排泄様式が異なり，ケアの方法も異なってくる．訪問診療ではベッド上に寝たまま診察するケースが多いため，患者の ADL を過小評価する危険性もある．排尿管理・排泄ケアにおける目標設定を見誤らないためにも，患者の現時点での ADL 評価と今後介入することで改善が見込まれる ADL を評価する必要がある．

6. 排泄がより快適になるための支援

　訪問看護ステーションではこれらの管理のほか，排泄がより快適になるように様々な支援を行っている．認知症ケアを通して排泄が改善した例[4] や，在宅生活を続けるために家族支援に重点を置いてケアに当たる[5] など報告例は多くある．在宅医としては訪問看護師のこういった能力を知り，訪問看護師やリハ・スタッフとともに排尿管理・排泄ケアに当たるという姿勢が重要である．

B 薬剤師との連携

　薬剤師による訪問薬剤指導の意義や有用性については多く報告されており，在宅医療では欠かせない存在である．尿路管理の面で薬剤師の役割について紹介する．

1. 内服状況の確認・薬の相互作用のチェック

　医師が処方した薬を 100%内服できている患者は少ないと思われる．尿路管理の面では「利尿薬で尿が沢山出るので内服したくない」といった思いから故意に内服していない事例も時々目にする．そのため残薬確認や内服しない理由のアセスメントを実施し情報提供してもらうことは薬の処方内容や診療方針を改めるためにも欠かせない情報である．

　また，病院と併診する例であれば自院で処方する薬との相互作用のチェックも実施し，排尿に関わる情報を提供いただくことも重要である．

　連携方法として薬剤師から報告書をいただくだけでなく，例えば「頻尿で患者が困っているため投与中の薬剤で頻尿を生じる薬は入っていないか教示いた

144

14 ● 尿路管理と多職種連携

だきたい」といった情報を在宅医の方から薬剤師に依頼することも必要な手法である.

2. 水分・食事支援

地域の薬局では保険調剤のほか栄養補助食品や経口補水液など様々な医薬品を扱っている. 排尿管理の面では水分不足・栄養不足から尿量が低下し膀胱炎を生じたり尿道留置カテーテルの閉塞が生じるなどの合併症を生じることもある. そのため薬剤師に栄養補助食品や経口補水液などを提案・提供することも重要な役割である. 特に排便に関しては栄養の偏りや水分不足が原因として挙げられる. 食物繊維を多く含んだ食品・栄養補助食品の選定など薬剤師に期待される役割は大きい.

3. 排泄用具の提供

地域の薬局ではおむつやグローブなど介護に必要な用具を扱っている. そのためこれらの商品について薬局から提供を依頼することも可能である. 例えば尿パッドが不適切な場合, 別の商品を紹介しても介護者が実際にお店で購入するには多くの似たような商品が陳列されているため迷いが生じる. または希望する商品が陳列されていない可能性もある. 特に介護者が高齢者である場合, 上記の理由から新しい商品を購入するのには難しいことがある. そのような時には介護支援専門員と連携し薬局で手配してもらうことも一法である.

C 介護職との連携

排泄トラブルの際, 介護職員の担う役割については 15 ～ 20 章に詳しく述べられている. ここでは各職種との連携方法について述べる.

1. 介護支援専門員

先ほど述べた多職種連携の能力のコア・ドメインである「患者・利用者・家族・コミュニティ中心」という側面からすると, 「共通の目標」を掲げる際に介護支援専門員の担う役割が大きくなってくる. 介護支援専門員は介護保険サービスの各職種を統括する役割があり, 共通の目標を立てる上でも皆の意見を集約しやすい. また, ケアプランを作成し各職種に仕事の目標と内容を伝え

145

る役割もある．例えば「ポータブルトイレで排尿をする」という目標を立てた場合，リハ・スタッフにアセスメントを指示したり，福祉用具専門相談員に適切な用具の選定を依頼する．医師としてはその目標と方法に対して，医療面の保証を行うことと成功した時の患者の姿・メリットを伝え意識を高めることが役割として大切である．

また，各職種の意見や家族の思いを医師に伝える役割も介護支援専門員は担っている．例えば在宅医が「安定している」と思っている患者であっても介護職員は尿失禁で対応に苦慮している場合がある．そのような時に介護では今は問題が起きている，ということをはっきり伝えてもらえるよう普段から良好なコミュニケーションをとっておくことが必要である．

2．訪問介護員

訪問介護員は普段の排泄状況を把握する役割をもつ．尿量の報告だけではなく排泄する時の姿勢や習慣，移動の様子など，その現場を見たものでしかわからない情報が多く存在する．そのためにも排尿管理の面で連携を図る際には，何を観察・報告してほしいかを具体的に伝えることが必要である．

3．福祉用具専門相談員・福祉用具プランナー

排泄用具は多種多様であり，ポータブルトイレでも高さ，幅の違いで排泄動作のしやすさが変わってくる．在宅医として知っておくべき事柄については15章で紹介するが，これらの知識を得ておくことで福祉用具専門相談員と連携が図りやすくなる．ただし福祉用具の選定には排泄動作等の理学療法の評価も必要であるため，新しい道具の提案の前には多職種の評価も必要となる．

地域の泌尿器科医との連携

1．連携の意義

在宅医療から泌尿器科への相談の中で多いのは尿道留置カテーテルのトラブルである．簡単に挿入できない事例で潤滑ゼリーを大量に用いたり，チーマンカテーテルを用いたりして対応するが，それでも挿入困難な事例がある．そういった事例が生じた際に近隣で開業されている泌尿器科専門医の往診が依頼で

きれば患者にとっても負担が少なく，在宅療養生活の維持が可能となる．

　当院も訪問診療先の近くにある泌尿器科の開業医に尿道留置カテーテルの挿入処置を依頼している．病院入院中に泌尿器科医が交換を行うも血尿が生じてしまうなど挿入困難例であり，家族も交換の度に病院に通院しなくて済むので泌尿器科医に大変感謝している．長期の管理になりつつあるため今後膀胱瘻の検討も泌尿器科医と相談できる面で当院もメリットを感じている．

2. 連携方法

　当院が所属する岐阜県医師会では在宅医療に対する普及活動として各科専門医で往診に対応する医療機関の実態調査を行い，往診可能な医療機関の紹介を行っている．この事例は医療機関の一覧が作成される前のことだったため，患者宅に一番近い泌尿器科の開業医に電話で依頼した．その際に泌尿器科として対応してほしい事項（今回は尿道留置カテーテルの交換）と全身状態の情報提供，そして夜間休日の対応は当院で行うことについて説明した．その結果「近所だから時間がかからないので行けます」と返答をいただけた．往診が可能と標榜していなくても丁寧な説明で連携ができた一例であった．

E　病院泌尿器科との連携

　泌尿器科がんであれば病院の主科が泌尿器科であることが多いため連携が図りやすい．一方で婦人科がんや消化器がんによる尿管狭窄・腎後性腎不全の場合には主科が泌尿器科ではないため連携が難しい一面がある．もし病院で尿管ステントを留置されている場合には交換日はいつか，紹介受診した当日にステント交換を実施できるのか，といった医療情報は事前に確認しておくべきである．また，尿路変向術など泌尿器科処置が未実施の場合には，その適用時期を逃さないよう工夫が必要である．訪問診療をした際に下肢浮腫の出現や体重増加，エコーでの水腎症の評価や血液検査を随時行うなど慎重な対応が求められる．

　非がん疾患の場合，尿閉，血尿，尿路感染症による敗血症等で病院に紹介することがある．その際には病院で実施してほしい処置等を依頼するとともに，在宅復帰に対して在宅医として責任をもつことと，在宅医療で継続して行う処置等について情報提供を得るようにする．もし入院となった場合には開放型病床の利用を行い，積極的に病院に出向き担当医と情報交換することが求められ

Ⅱ ● 排泄管理に関する知識と技術

る．例えば病院内では訪問看護の仕組みが浸透しておらず在宅で点滴ができることを知らない医師，看護師もいる．そのために直接会って話すことでこれらの誤解を解くことができ，スムーズな退院支援につながることもある．

F 排泄ケアの専門職

　高齢者の増加に伴い排泄のトラブルが多くなっている．そのため各学会（**表14-1**）も排泄ケアに焦点を当てた専門職の育成に力を入れており**表14-2**に示すような専門職が誕生している．特に2016年度の診療報酬改定において排尿自立指導料が算定できるようになったため，これら専門職の資格も医療現場で活かせるようになっている．また，NPO法人や本書共同編者である浜田き

表14-1　排泄ケアの研修会を行っている主な団体

日本老年泌尿器科学会 日本創傷・オストミー・失禁管理学会 日本排尿機能学会 NPO法人日本コンチネンス協会 NPO法人愛知排泄ケア研究会 はいせつ総合研究所　排泄用具の情報館むつき庵

表14-2　排泄に関わる専門職

皮膚・排泄ケア認定看護師	日本看護協会が認定する資格であり，2017年6月の時点で2,286名登録されている．排泄のほか，褥瘡やストマの管理なども行う．
排尿機能検査士	日本排尿機能学会が認定する資格であり，看護師，保健師，准看護師や臨床検査技師，理学療法士など医療に関する資格を有する者が取得できる．
排泄機能指導士	NPO法人愛知排泄ケア研究会，名古屋大学排泄情報センターが認定する資格である．看護師が本資格と「下部尿路機能障害の排尿自立支援指導に関するハンズオン研修」を受講すると排尿自立指導料算定の施設基準としてあげられる所定の研修を受講した看護師として認定される．
おむつフィッター	はいせつ総合研究所排泄用具の情報館むつき庵が認定する資格．医療者だけでなく排泄に関心がある人が受講でき，3級から1級まである．排泄に対しておむつを含む排泄用具，医療介護生活の側面からトータルに支援をする．

よ子氏が立ち上げたおむつフィッターという資格も誕生している．これらの学会で研修を受講した専門職と在宅医療が協働できれば寝たきり患者の排泄トラブルについて医療・介護・生活の面からトータルにアプローチすることができると思われる．

文　献

1）多職種連携コンピテンシー開発チーム：医療保健福祉分野の多職種連携コンピテンシー第1版. p.11, 2016.
http：//www.hosp.tsukuba.ac.jp/mirai_iryo/pdf/Interprofessional_Competency_in_Japan_ver15.pdf

2）Three common "Models of Team Practice" are identified by Services for Australian Rural and Remote Allied Health
https://www.sarrah.org.au/content/team-practice

3）田中久美子 ほか：在宅要介護高齢者における排尿管理の実態．川崎医療福祉学会誌．2012；22：87-91.

4）真保友仁：認知症高齢者の尊厳を守った排泄ケア．甲南病院医学雑誌．2010；27：78-80.

5）嘉手苅英子 ほか：在宅要介護者の排泄上の問題に対する訪問看護師の援助の特徴.千葉看護学会誌. 2007；13（2）：27-35.

〔島﨑亮司〕

Ⅲ

排泄ケアに関する知識と技術

15

いのちを守る医療とケア

　ケアがこんなに身近なものになったのは超高齢社会の大きな特徴といえる．社会の高齢化に伴い，膨大な数のホームヘルパーが誕生し，国家資格である介護福祉士も年々増加している．厚生労働省の統計によると，2016年度でその登録者数は150万人に達するという．それまで家族が行っていたケアは体系立てられ，その質も大きく変わっていった．病を抱えて家で暮らす人には医療のみならずケアの質が，その人の暮らしを支えるものとなる．

　ところが医師，看護師，介護福祉士などのように，それぞれの専門性が分化しているがゆえに在宅医療の際には，大切なことなのにいわば隙間が生じて，その隙間が患者の暮らしに影響を与えていることが少なくない．まさに専門職の連携がそこでは重要であるが，それとともにそれぞれの専門家が自身の専門分野だけではないところにまで少し気を配るだけで，患者の状態は大きく変わる．

　専門性という「点」をいくらつないでも，暮らしという「全体」にはなかなかならない．むしろ，暮らしという全体から，その人をみていくこと，その暮らしの問題などに気づくこと，このことが重要だと痛感している．

Ａ　なぜこの患者はおむつ使用なのか

　トイレで排泄できれば本人が気持ちよく排泄できるのは言うまでもないが，介護負担も軽減する．しかし排泄ケアの知識がないため，おむつ使用になっていることは少なくない．そのような場合に「この患者にはおむつ以外の選択肢はないか」と，考えてみることは重要である．

　次頁のイラストでは寝たきりと思われる男性が「トイレ」と叫んでいる．この男性はこれまでの生活では布団で寝ていたため，介護ベッドの使用は嫌だと言うので布団で寝ている．ここで介護者が不在であったり介助の知識がなかったりすると，このままの状態，つまり寝たきりになってしまうことが少なくな

152

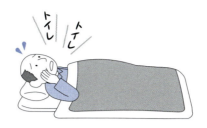

い．

　排泄のためには起き上がらなければならない．しかしこの男性にとって布団から起き上がるのは大変である．何より起居動作介助も困難と言える．そうなるとおむつを使用することになるが，寝たままの状態でおむつの中に排泄するのは排便しにくいばかりか，残尿のリスクもある．そのため「寝具はその人の習慣や好み」などではなく，介護が必要となれば自立を促し介護を支える寝具の選択が大切である．

　この男性が頻繁に「トイレトイレ」と言っているとすれば，膀胱尿道機能障害などがないかを探る必要がある．寝たままの排尿のため，残尿が多くてそのため頻繁に尿意が起こることも考えられる．膀胱の状態を把握することも必要となる．介護者の知識不足で，水分摂取量が少ないため，濃縮尿となり尿意が強いことも考えられる．逆に水分摂取量が多すぎるため頻繁に「トイレ」と言っているのかもしれない．このように，「なぜおむつなのか」を探ることで，病気の発見や暮らしの改善にもつながるのである．

B　適切な福祉用具の選択

　この男性が適切な介護ベッドや手すりとなる介助バー，その人に合った車いすを使用すれば，自分でトイレまで行くことができるかもしれない．トイレまで行けなくても，ベッドサイドに置いたポータブルトイレで排泄ができる可能性は高くなる．ポータブルトイレへの移乗が困難であっても，集尿器（**図15-1**）が使えればおむつを使わなくても済む可能性もある．そしてこれらの用具の多くは介護保険を利用できるため，安価で借りることができたり，販売価格の1〜2割で購入できたりするものが多い．

　トイレであれ，ポータブルトイレであれ，座って排泄できることで排尿，排

Ⅲ ● 排泄ケアに関する知識と技術

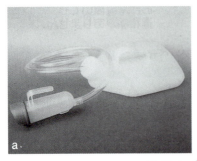
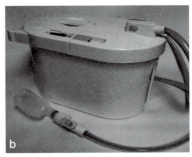

図 15-1　集尿器の例
a．安楽尿器 DX（男性用）®，b．スカットクリーン®

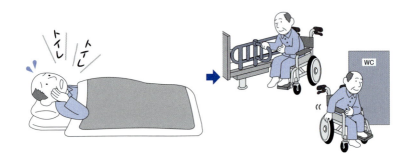

便ともにしやすくなる．また，それによりおむつの使用が少なくなれば，陰部の痒みや褥瘡リスクの軽減にもつながる．

　それはケアマネジャーや福祉用具の専門家（福祉用具専門相談員・福祉用具プランナーなど）がすることだと思う人は少なくないであろう．しかし医師が寝具の選択など，福祉用具の適用が大切であるという意識をもち，家族に適切な福祉用具を使うことを勧めることが，暮らしの変化のきっかけとなり得る．適切な用具は福祉用具専門相談員が選ぶとしても，そのきっかけとなるのは医師の言葉がけである．医師の言葉は，家族や本人にとって「しっかりと聴かなければならないこと」であるからだ（16，17章参照）．

C　おむつは姿勢や動作に大きく影響するモノ

　様々な動作ができてこそ，トイレに行くことができる．しかしおむつを杜撰

に使うことで寝返りがしにくくなり，ベッドから足を下して座るというベッド端座位も不安定となる．何より日中などいすや車いすに座って暮らしている人にとって，その座位姿勢をも崩してしまうのがおむつである．

　筆者は「姿勢は暮らしの基本」と考えている．しっかり呼吸すること，美味しく食事をして飲み込むこと，眠ること，楽に動けること，これらはいわばすべて姿勢に関わることである．

　図 15-2 は尿パッドを何枚も重ねるという間違った使い方といい加減なおむつのあて方の写真である．股間が開いているためガニ股状態となり，寝返りも楽にはできない．腰は反り気味になり，仰臥位でも心地よく寝られる姿勢とは言えない．図 15-3 は適切な選択とあて方で，足が閉じやすく，股間はすっきりしている．寝返りもこれならしやすそうである．

　姿勢との関係はほかにもある．端座位をとろうとしても，股間が開くため骨盤が後傾して座位が安定しない．端座位の安定は暮らしを大きく変えるものである．端座位がとれるようになれば，トイレやポータブルトイレでの排泄が可能にもなり得る．

　おむつはともすれば「漏れなければよい」「蒸れなければよい」と思われている消耗品である．多量に尿を吸収した尿パッドの厚みやそれが股間にある不快さは，時には「おむつを自分で外す」といった行為にもつながる．その時にはともすると「外せないおむつのあて方や抑制寝巻」を使用することもあるが，その前に「なぜそんなことが起こるのか」，その原因を探ることが重要となる．その意味でも，おむつがもたらす問題を把握しておくことが大切である（おむつについては 18 章参照）．

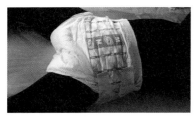
図 15-2　間違ったおむつ使用例

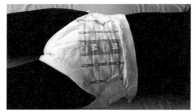
図 15-3　適切なおむつ使用例

Ⅲ ● 排泄ケアに関する知識と技術

D 回復につながる心地よい身体

　在宅療養の患者は，その疾病のための痛みをはじめ，様々な辛さを抱えている．医師や看護師，介護士，それに家族たちはそれを何とか取り除き，その身体の回復に努める．

　その時に少しでも身体の不快さを取り除くことができれば，その患者が過ごす時間の質が向上するのは言うまでもないことだ．寝たきりの状態のため，おむつ内で排尿，排便するしかないと思っていた患者が，おむつの見直しや周辺環境の整備により，尿瓶で排尿できたり，ポータブルトイレで排便が実現したりもする．このことは多くの患者にとって，お尻の不快さの軽減となり自信にもなり得る．そして介護負担の軽減にもつながる．

　そんなところまでは無理でも，股間がゴロゴロで違和感や痛みで辛い状態から，適切なおむつ選択によりそれらがよりよく変わっていくことで，患者の心身の状態は変化すると言える．だからこそ，それぞれが自身の専門性のみならず，周辺の知識をもつことが大切だと考える．何より排泄ケアは，食べることや歩いてトイレに行けるということ，ぐっすり眠れることなど，暮らし全体に関わるものであり，その患者の回復を左右するとも言える．その知識は誰にとっても必要なものである．

E 事例から考察した医療と介護

　次の事例は筆者が知人から母親のおむつのことで相談を受けて，在宅に訪問したＡ子さんのことである．この事例を通して，医療とケアの連携やそれぞれの知識をもっておくことの重要性に気づかされたものであり，簡単に紹介させていただく．

> **事例　80歳　Ａ子さん**
> 　2年前に肝臓癌の手術をしたが，その後骨転移が見つかり，Ａ子さんの希望で半月ほど前に自宅療養となった．主治医からは積極的な治療は難しいと言われ，Ａ子さんの希望により，在宅で緩和ケアを行うことにした．同居家族は夫と息子だが，どちらも介護に関する知識はあまりなかった．

15 ● いのちを守る医療とケア

　A 子さんは病気のせいで倦怠感があり，腰の痛みも強い．そのためほぼ
1 日中，ベッド上で過ごしている．訪問診療，訪問看護，ホームヘルパー，
そして家族（夫と息子）が A 子さんの家での暮らしを支えている．排泄
はおむつで行い，食事はベッド上で摂るという日々が続いた．
　A 子さんは便秘がちになり，それが続くと下剤を服用し，時には看護師
が摘便を行うこともあった．ホームヘルパーは身体を拭いたり，おむつ交
換をしたりするだけではなく，夫や息子の日々行う介護の指導もしていた．
看護師は仙骨部が少し赤くなっているのが気になっていた．夫は A 子さ
んの食事介助をしていたが，食がだんだん細くなってきたことを案じてい
た．そして A 子さんは腰の痛みが辛いという日々が続いていた．そこで
医師は疼痛コントロールのため，薬を処方していた．そんなある日，おむ
つから尿が漏れて困るという相談で筆者は A 子さん宅に伺った．

　食欲がなくなってきたのは病気や薬の副作用のためでもあったが，ベッ
ドの背上げをした状態で食事をしていたことも一因であった．ベッドを背
上げしたままの状態で食事をすれば，顎が上がって嚥下しにくい姿勢とな
る．そのため食事に時間がかかってしまい，中断してしまったり，むせて
しまうこともあった．
　A 子さんが食事する時には，せめてベッド端座位をとり，ベッドの前に
テーブルを置いて食事をしたほうが食べやすい．そのためのベッドの背上
げ機能を使った身体の起こし方や端座位保持具などを家族に伝えた．ホー
ムヘルパーは「食事介助はしている」と家族が話していたため，食事のこ
とは気にしておらず，ただ「食が細くなっている」ことは気にしていたよ
うだ．
　ただし端座位をとりにくい理由があったことも確かである．A 子さんは
テープ止め紙おむつの中に尿取りパッドを 2 枚重ねてあてていて，お腹
にはフラットシートという大きな紙おむつを巻いていた．そのため腹部が
圧迫されて座位姿勢がとりにくかったのである．おむつの使い方について
は詳しくないヘルパーが多くいるし，看護師も同様の状態である．そのた
めこのようなおむつ使いを問題にしてこなかったのだ．
　またこのおむつの重ね使いが腰痛の原因の 1 つでもあった．医師も看

157

護師も腰の痛みは骨転移からと思っていたが，それだけではなかったようだ．何枚も重ねたおむつは痩せたＡ子さんの腰を反らせてしまい，腰への圧迫が強かったと思われた．仙骨部の赤みは，おむつ交換時に尿パッドを引き抜いていることにも原因があったし，食事の時に電動ベッドの背上げのみで身体を起こしていたため，身体が足のほうにずれてしまって仙骨部に大きなずれ力が生じていたことも大いに関係があった．

　筆者はＡ子さんのおよその尿量を家族から伺い，尿パッドを１枚選び，それを尿パッド専用の布のホルダーパンツ*で固定して，お尻周りを心地よく変えた．この時にケアマネジャーにも同席してもらっていたが，ケアマネジャーはやはりおむつのことはよく知らなかったし，福祉用具についても知識があまりなかったことが判明した．ケアマネジャーが福祉用具についても介護の知識についても，何でも知っているとはいえないことが少なくないのである．

　おむつの枚数が激減し，お尻周りが心地よくなったことで，Ａ子さんは端座位がとりやすくなった．そのことは食事の摂取につながったし，食後ヘルパーが訪問してベッドサイドに置いたポータブルトイレに移乗しての排便にもつながっていった．Ａ子さんの暮らしはベッド上だけではなくなり，いすに座って過ごす時間が増えていった．このあたりから彼女の生活は変わっていったようだ．

　何よりＡ子さんを悩ませた痛みは，おむつの変更と彼女に合った除圧効果のあるマットレス，医師の疼痛コントロールにより，少しずつ軽減したと家族から聞いた．

　痛みが和らぐにつれて，Ａ子さんの気持ちに変化が表れてきた．彼女は長く行っていない両親の墓参りをしたいと口にするようになった．家族は医師にＡ子さんの希望を伝えることにした．夫としては，身体に負担をかけるかもしれないけれど，外出させたいと思った．何より医師も彼女の希望を叶えたいと思った．身体の辛さや痛みだけしか言葉にできなかった暮らしから，こんな思いをもてるようになったと夫は喜んだのである．「元気になればお墓参りに行ける」というのは，彼女の生きる目標にもなった．この目標を立てられたことが影響したのか，彼女の状態は少しずつ良く

なっていった.

　実際には，彼女はその後肺炎を発症して亡くなってしまったため，墓参りには行くことができなかった．しかし残された家族にとっては，そんな目標を医師とともにもつことができたこと，彼女のささやかな希望に，ともに向かっていった日々のことは大切な記憶となった．「妻はいつかは亡くなります．私自身，遅かれ早かれ妻のもとに行きます．でも食が細くなって，痛みがいっそう強くて辛い状態のままで亡くならなくてよかった，と心から思います．ささやかな希望のようなものがもてたこと，それが私たち夫婦にとって単なる闘病ではなく，とても大事な日々だと感じられます」と話してくださった．

＊布のホルダーパンツは，尿パッドをしっかり固定するための布製パンツ．

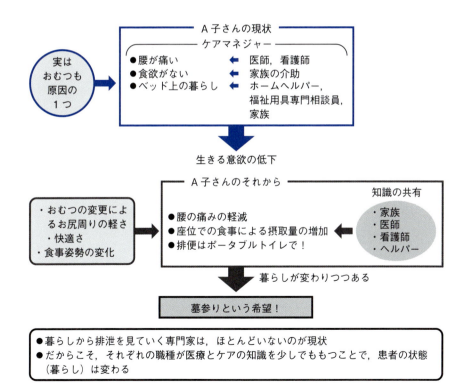

図15-4　専門性という「点」から暮らしという「全体」へ

医師，看護師，ホームヘルパー，その他在宅に関わる様々な職種の方々がいる．その人たちの専門分野の一端を知り合うことで，在宅で病を抱えて暮らす患者や家族の状態は大きく変化する．

超高齢社会は多死社会でもある．医療はいのちを守るものであるが，それはできればその人らしい死を守るものでもあってほしい．人はいつかは亡くなる．けれど亡くなるまでの日々がどのようなものであるのかは，医療やケアに大きく関わるものである．その点からもケアについて知ることは重要である．在宅で病気とともに暮らすこと，亡くなること，そのために大切なことを再考することになるからだ．

〔浜田きよ子〕

16

排泄を助ける環境作り
—居室ベッド周りを中心とした排泄ケア—

　在宅生活を営む上で大切なことは，排泄に限らず，ごく日常のありふれた生活を，いつもの感覚で，今までと変わらず，心地よく行えることではないだろうか．特に排泄という行為は，扉で閉ざされた狭いトイレという空間の中で，お互いに確認し合うことなく，人知れず行われる行為である．音や臭いを気にしながら汚れないよう注意し，自分なりの方法で完結させる．排泄に特化した「便所・トイレ」という空間では，だれにも干渉されることなく，安心して実行できる．しかし，起居・移動・移乗動作等の問題がありトイレまで行けなかった場合は，状況が一変する．その人がもつ日常生活動作の自立度に応じて，また，介助する人の介護力や介護の体制に応じて，有効な環境調整とモノとそのモノをうまく使いこなす技が必要となってくる．

　居室・寝室という解き放たれた広い空間の中で，ほかの人に見られることは自己肯定感の低下につながり，羞恥心や情けない思いに包まれてしまう．身体的な影響だけではなく，精神心理的にも十分な配慮が求められる．

　排泄を助ける環境作りとして，生活場面における細やかな配慮や注意点についても十分な検討が必要である．

A 本人および家族や支援者全ての生活環境を整える

　失われた機能の代償・代替として福祉用具を活用することは，動作を再獲得するのみならず，自身で行えることや可能性を見い出す．そして成功体験は自信や意欲にもつながる．本人の日常生活活動（動作）activities of daily living（ADL）能力や自立度に応じた，また，本人が望む排泄ケアが在宅での排泄ケアの重要なポイントとなる．

　排泄環境を整えるための目的として，①本人の活動や自立を支援する，②介護負担を軽減するなどの安全性の確保やリスク回避などの2つの視点から考えることが大切である．

III ● 排泄ケアに関する知識と技術

1. 本人の自立を促すために

現疾患の回復や進行など，意思・意欲・感情・想い・暮らしは日々変化し，刻々と変容し続ける．様々な要因が考えられる中，本人が思うこと，本人の望む自立（自律：自分で判断し決定すること）を共に考える必要がある．

要支援者においては，自立を支援し，危険のないように見守りつつ，本人のできることはできるだけ任せて，足らずを補うという程度の介助が，本人の支援にもつながる．過剰な介助は，本人のもつ可能性を奪い，廃用性の変化を生み，精神的な依存傾向を助長し，生活意欲の低下につながる．

2. 介護負担を軽減するために

介護者や支援者が多く抱える問題として，介護場面で生じる安易な姿勢での介助から，腰痛を引き起こしてしまうことが多くある．腰痛予防を動作介助・技術力の視点から考えることが大切である．過剰な介助は本人の残存する機能を低下させてしまい，無防備な力任せの介助は，介助者の体を痛めてしまう．

畳に布団を敷いての和式生活環境とベッドを導入しての洋式生活環境では介護力も大きく異なる．

B ベッドを中心とした排泄ケアにおける姿勢・移乗・移動動作と福祉用具

移乗・移動動作というものは，重心の移動により行われる．足底が床にきちんと接地し，前傾姿勢をとり，伸び上がるように立ち上がる．立ち上がりに必要な，前方の空間や適切な手すりの位置等，重心の移動の妨げにならぬよう，自然な動きのパターンを理解することが必要である（**図 16-1**）．介助者の立ち位置や介助を誘導する方向などへの配慮も，本人の不足する支援を有効に提供することが必要である．

要介護者においては，日中はトイレを利用していても，夜間や介助者が不在の時などは，ベッドサイドにポータブルトイレを配置したり集尿器を利用するなど，時間や場面ごとのきめ細やかな安全管理が必要である．ポータブルトイレの設置位置や，消臭効果のある滑り止めマットを足下に配置したりすることも，安全性や快適性を高めるためには，大切な配慮である．排泄後の後始末や，音，臭いなど，尊厳に関わる事象が多くあり，目隠し用のスクリーンの配置や，

16 ● 排泄を助ける環境作り

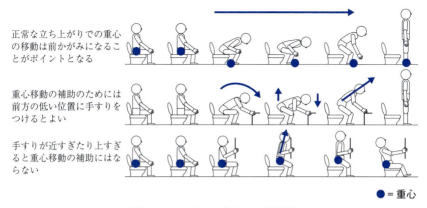

図 16-1　トイレの立ち上がり動作

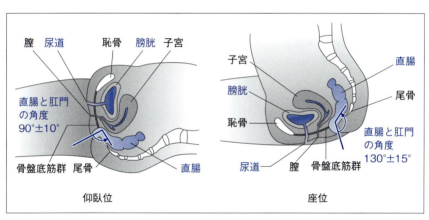

図 16-2　肛門直腸角の違い

消臭剤・芳香剤などやさしい配慮も必要である.

　ベッド臥床時間が多くなり，トイレの使用やポータブルトイレの使用も難しくなってくると，臥床したまま排泄ケアを行うことが多くなる．

　生理学的な肛門直腸角（図16-2）からみても，臥床姿勢での排便はかなりの腹圧を必要とし，重度な方にはさらなる試練となる．できるだけ座位での排便姿勢を促せる環境を作りたいものである（表16-1）．座位でも，さらに軽度前傾姿勢をとることが，肛門直腸角を鈍角にし，腹圧がかかりやすく，重力も手伝って，排便しやすくなる．手すりやステップなど前傾姿勢を保持するた

III ● 排泄ケアに関する知識と技術

表 16-1 座位を保持することの排泄上のメリット

・肛門直腸角が生理的に排泄しやすい角度になる
・本人の自己肯定感が促進される
・皮膚トラブルが少なくなる
・自立が促される
・介護負担が軽減できる

めの用具もある．移乗・移動が難しくても，姿勢を保持できるような背もたれや肘のせなどの支援があれば，安定した座位保持での排泄動作が可能になる．

ベッド上でのおむつ交換においても，仰臥位・側臥位などの体位交換・変換などを行う介助技術が排泄ケアにおいては非常に重要である．汚物を排除することのみではなく，体を動かせる機会を大切にしながら，身体機能の低下や廃用性の機能低下，褥瘡の発生などを起こさないよう十分な配慮が必要である．介助者がベッドの高さ調整機能などをうまく使い分け，持ち上げない，引きずらない介助に努めたい．

排泄ケアに関わる用具

ベッド周辺環境においては，ベッド＋マットレス＋介助バー＋手すり＋すべり止めマット＋ポータブルトイレ＋集尿器＋紙おむつ類などが多く組み合わされて活用されている．

1．ベッド

ベッドの名称と役割を知り，どのような機能が必要なのかを十分検討する必要がある（図 16-3）．ベッドのサイズ・特性も身体機能・体格や目的に沿った選定が大切である．なお，本項でいうベッドとは，家具としての一般ベッドではなく福祉用具でいうところの特殊寝台を指す．

介護ベッドの床幅（適合マットレス幅）は，基本的に 83 cm，91 cm，100 cm の 3 種類に分けられる（83 cm：体型が細身・介助が必要な方，91 cm：標準型・自立者，100 cm：体型が大柄・介護には不向き）．ベッドの長さ（適合マットレス長）は，基本的には 3 種類ある（ミニ：180 cm，レギュラー：191 cm，ロング：205 cm）．身長が 150 cm 未満の方はミニサイズ，身長が 150 〜 176

16 ● 排泄を助ける環境作り

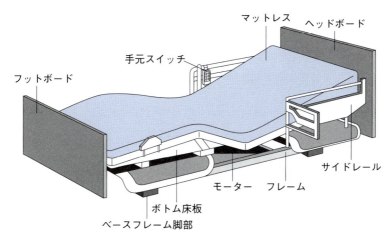

図 16-3　電動ベッドの名称

cm 未満の方はレギュラーサイズ，身長が 176 cm 以上の方はロングサイズをお勧めする．レギュラーサイズ以外はマットレスなど付属品の選択が制限される場合があるので，事前に確認が必要である．

　自立した起居動作の場合，寝返りを打ちやすい幅や空間が重要だが，全介助群など介護の環境を重視すると，手の届きやすいあまり広くないベッドが必要になる場合もある．

　電動ベッドの場合，1 モーター（背上げ機能・背上げ膝上げ連動タイプ），2 モーター（背上げ・膝上げが連動し，全体の昇降調整機能をもつタイプ），3 モーター（背上げ・膝上げをそれぞれ独自に操作でき，全体の昇降調整機能をもつタイプ），4 モーター（3 モーターの機能に左右それぞれの肩上げが可能なタイプ）がある．背上げ機能は，起き上がりを助け，姿勢を保持できるような支援にもつながる．膝上げ機能は，背上げを行う際に骨盤のずれを防止したり，浮腫など生じている足部を挙上し楽にするためにも使われる．

　座位が可能で，端座位をとる場合には，足部が床にしっかり接地していることが大切である．高さ調整機能は座位に必要な高さを調整したり，介護者が介護しやすい高さに変更できたりと，必要に応じた調整が可能である．ベッドの高さ調整の際，配慮しなければならないのは，低床に下げる時，ものを挟まないようにすることである．低床型の場合，一旦停止機能がついているものもあ

る．足元の空間は，リフトなどのベースが入らない場合もあるので先に確認が必要である．端座位をとる場合，足底が床についていることが大切である（図16-4）．足部が接地できていなかったり，マットレスの縁が柔らかすぎると，床にずり落ちてしまうので気をつけたい．

2. マットレス

　ベッド同様，サイズと特性の選定，ベッドとの組み合わせが重要である．ベッドサイズとマッチしないサイズのマットレスもあるので，確認が必要である．臥床姿勢から，移乗動作にわたるまで，硬さ，柔らかさ，体圧分散，通気性など身体機能や個人のニーズに応じた選択が必要である．自立群においては寝返りや起居動作を行うのにある程度の硬さが必要だが，臥床群には適切に体圧が分散されるものが必要である．特に褥瘡防止のためにエアマットレスが導入されている場合，座位保持や移乗には，セルの圧が均一になるよう変更や調整切り替えができるものが必要になる．また，マットレスだけではポジショニングできない場合は，ポジショニングピローやクッションを併用する場合もある．多様な素材を組み合わせ，褥瘡予防から立ち上がり支援まで幅広いマットレスがそろっている．

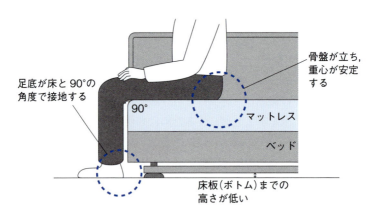

図16-4　端座位

3. 介助バー

　ベッドには，体や寝具がずり落ちないように標準的に設置されているベッドサイドレールだけではなく，保持・移動・移乗を支える介助バーがある．寝返りから起居，ポータブルトイレへの移乗や，端座位における姿勢保持での尿器の使用など，多くの場面に活用される（**図 16-5**）．

4. 手すり

　寝室や居室内の空間に，大掛かりな工事を伴うことなく，必要な場所に手すりを取り付けることも可能である．ベッド周辺から居室内にレイアウトに沿った手すりがあれば，転倒防止などの目的で安全性が高まる．

5. ポータブルトイレ

　ポータブルトイレにも多くの種類がある．名称と役割を知り，どのような機能が必要なのかを十分検討する必要がある（**図 16-6**）．コモード型（金属型）・プラスチック型・木製など多様なニーズに対応すべく，多くのポータブルトイレが揃っている．車いす同様，本人の体型や移動・移乗能力に合った機能を選択する必要がある．多様な調整機能を装備したものもあり，座面の高さが調整

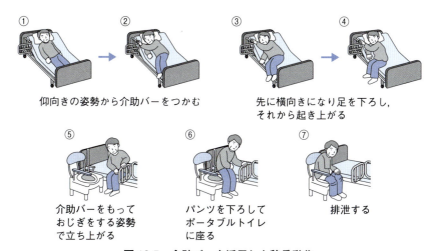

図 16-5　介助バーを活用した移乗動作

Ⅲ ● 排泄ケアに関する知識と技術

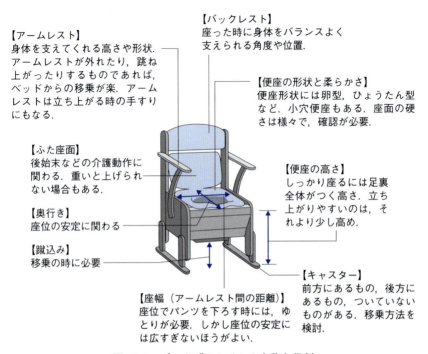

図 16-6　ポータブルトイレの名称と役割

できるもの，肘のせの高さが調整できるもの，肘のせが外れたり跳ね上がるもの，立ち上がる時に足を引くための足元の蹴込み空間があるもの，安定性，一側にキャスターなどがついている移動可能なもの，特殊な便座（柔らかい・暖房・消臭・洗浄・水洗等々としての機能をもつもの）もある．そのほかに，便座の高さが電動で上下するもの，排泄物が完全にくるまれて後片づけが簡単なもの，簡易工事で水洗化できるものなどがある．

6. リフト，スリング，ボード，シート

　介護負担軽減を目的とした，移動・移乗用具としてのリフトは，天井走行式・ベッド固定式・床走行式など多くの種類があり，居住環境と介護力の条件に深く関係してくる．持ち上げない介助，抱えない介助を意識し，用具をうまく活用することで，介護者の腰痛予防になる．リフトと共に用いる排泄ケアを考慮したトイレ用スリングなどもあり，衣類の着脱もスリングを装着したまま容易

16 ● 排泄を助ける環境作り

になるよう形状が工夫されているため，介護負担の軽減につながる（**図 16-7**）．リラックスした状態での移乗介助は，本人の筋緊張を低下させ，また精神的な余裕が介護者にも生まれる．

持ち上げない介助として，スライディングボードやシート等の活用も有効である．摩擦をなくし，水平移乗できると，介護者の介護負担軽減につながる．また，これらの用具を正しく使用することで，褥瘡の防止にもつながる．

7．居室内レイアウト，ベッドの配置，寝具

予測されるリスクを回避し，安全な環境を作ることから，福祉用具や介護技術の効果が発揮される．昼間独居時などの転倒防止やつまずき防止，家具や福祉用具の配置などで，危険を最小限に留めることができる．家屋内の居室からトイレまでの導線，家具の配置，居室内でのベッドの配置などの見直しが必要である．今までの生活空間から，これからの生活に最適化した空間へ変更する

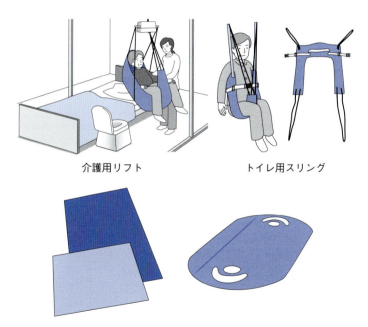

介護用リフト　　　　　　　トイレ用スリング

スライディングシート　　スライディングボード

図 16-7　介護用リフト，トイレ用スリング，スライディングシート・ボード

169

ことが大切である．片麻痺がある方の場合，健側からの移乗が自立を促し，介助量の軽減にもつながる．人工呼吸器や吸引機などを利用される医療的ケアの必要な方は，両側から対応できるような空間が必要であろう．訪問入浴などを導入されている場合は，バスタブが配置できるような空間も必要である．ベッド周辺の整理整頓をこまめに行い，安全性と快適性に配慮したい（**図16-8**）．

また洋式・和式の生活様式，ベッドの位置，寝具（布団など）の種類なども大きな影響がある．床の布団からの立ち上がり等の動作から，ベッド活用のスタイルに変換することで，足腰の負担や使用するエネルギーや筋力にも差が生

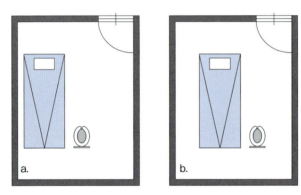

図16-8　居室内レイアウト
a．右麻痺の方のレイアウト例：健側である左側にスペースを設ける．
b．医療的ケアの必要な方のレイアウト例：ベッドの両側に対応できるスペースを設ける．

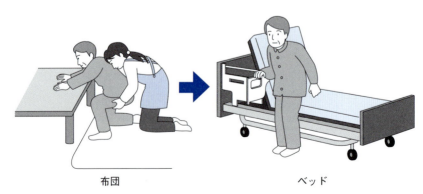

布団　　　　　　　　　　ベッド

図16-9　生活様式の変換

16 ● 排泄を助ける環境作り

表 16-2　排泄における環境調整のポイント

ベッド用品	サイズ，高さ調節などの機能を考慮する
マットレス	サイズ，硬さ，体圧分散，通気性を考慮する
手すり，介助バー	寝返り・起居・移乗・姿勢保持など，それぞれの場面を想定する
ポータブルトイレ	材質，座面などの高さ調節機能，キャスターの有無といった機能を考慮する
移動・移乗用具	リフト，スリング，スライディングボード，スライディングシートなどがあり，褥瘡予防や介護負担軽減にも有用
部屋のレイアウト	布団→ベッドへの変更は負担軽減につながる 片麻痺や医療機器，訪問入浴の有無などを考慮する

じる（**図 16-9**）.

　ポータブルトイレの置き場所としては，ベッドの足元側で，手すり（サイドレール）などにつかまりながら便座に無理なく移乗できることが基本である．しかしながら，頭側か足元か，右か左か，ベッドの近くか遠くかなどのレイアウトは，その人の状態に合わせた設定が個別に必要である．

　寝具も注意が必要である．マットレスの上には敷布団は不要である．ベッドやマットレスと布団のサイズは微妙に違うため，せっかくの端座位の安定性や，褥瘡予防の体圧分散などの特性が，台無しになってしまう．掛け布団は，室内の温度コントロールが十分であれば，軽量・薄型でも問題はない．むしろ筋力が低下している場合，片手などでも取り扱えるほうがよい場合もある．

　排泄における環境調整のポイントとして正解は1つではなく，そのつどいろいろな目的の変化に柔軟に対応できる選定も重要である（**表 16-2**）.

　在宅における排泄ケアは，暮らしの中にあり，住環境や家族・支援者と共にあるものである．本人の望む安心・安全・安楽な排泄ケアの実現を目指し，本人のみならず，健康を維持し生きる力を育みながら，支援者もまた，健康であることが大切である．

Ⅲ ● 排泄ケアに関する知識と技術

文　献

・　浜田きよ子：プロの排泄ケア入門　おむつマスター　第1版. 日総研, 2013.
・　浜田きよ子 ほか：福祉用具で変わる介護のある暮らし. 中央法規出版, 2013.
・　浜田きよ子：自立を促す排泄ケア・排泄用具活用術. 中央法規出版, 2010.

〔小林貴代〕

17 ベッド上での排泄

寝たきりの人はおむつで排泄，と思っていないだろうか？
おむつ以外の手段もある．事例から考えてみよう．

尿　器

事例1　Aさん

　脳梗塞による後遺症のため，左半身が麻痺しているAさん（男性）は，おむつで排泄している．いつも機嫌が悪く会話も少なく，コミュニケーションの取りにくい人で，おむつ交換時は特に不機嫌な顔をしていた．Aさんは左半身が不自由ではあるが食事や着替えの一部は右手で行っていたため，自分で尿器に排尿することを勧めたところ，自分でできるように練習を始めた．ベッドの背上げ機能で上半身を起こし，尿器を当てやすいように衣類は前開きのズボンと前開き下着を着け，尿器はベッドサイドにかけた尿器ホルダーに入れて自分で取れるようにした．尿器は排尿後，寝具を汚さないように逆流防止機能付きの尿器を使った．

　Aさんは尿器で排尿できるようになると，表情も明るくなり会話も増えた．「他人におむつ交換をされるのが嫌だった」とAさんは気持ちを話す

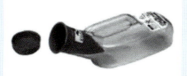 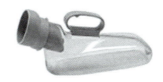

逆流防止機能のある尿器

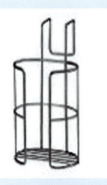
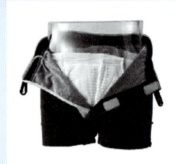

ベッドサイドにかけて使える尿器ホルダー　　前開きのズボンと下着

図 17-1　尿器を用いての排尿サポート

ようになり，ベッド上だが体を起こす時間が増えた．今後はベッドサイドのポータブルトイレで排便ができれば，と思うようになり，そのための訪問リハも考えている．

B　採尿器

事例 2　B さん

　高齢夫婦 2 人暮らしのため，下肢筋力低下で寝たきりの B さんを妻が介護している．B さんの排尿のたびに妻は呼ばれ，尿パッドを交換していた．日中だけでなく夜間も頻繁に起こされていた．夜間起こされることが多い日々が続き，妻は体調を崩すことが多くなってきたため，B さんに採尿器を使ってもらえないかを検討した．2 人ともそのようなモノの存在を知らなかったのだが，便利そうなものであるので試すことにした．

　B さんは排尿時にレシーバーを自分で持って尿導口に当て排尿する．尿はタンクに溜まるため，尿パッドは不要になる．タンク内に数回の尿を溜めおきすることができ，尿を始末する回数が少ないため，妻の負担も軽減され夜間しっかり寝ることができるようになった．この採尿器は床にタンクを置き，ベッドと床の高低差を利用して尿を集める．電気を使わないので音も静かであり，自分でレシーバーを持つことで排尿の自立にもなっている．

17 ● ベッド上での排泄

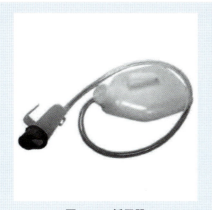

図 17-2　採尿器

C 差し込み便器

事例3　Cさん

　大腿骨骨折で寝たきりになったCさん（女性）は，おむつを着けているが，おむつの中で排便することを嫌がり便意があっても我慢してしまうため，便秘になってお腹が苦しいと訴えていた．Cさんは尿意便意を伝えることができるため，排尿排便は差し込み便器で行えないかCさんの状態を考えて，伝えてみた．

　Cさんの便意がある時に，介護者は肛門の位置に注意して便器を差し込む．そしてその状態で排便を促す．便器の中にトイレットペーパーを敷いておくと汚れが付きにくく排泄物を落としやすくなる．また，排便時に排尿することもあるため，尿が飛び散らないように尿道口にトイレットペーパーや尿パッドを当て排便してもらうようにした．

　Cさんはしばらく腰を上げることができなかったため，腰を上げずに便器（**図 17-3-A**）をベッドのマットレスに押し付けながら体の下に入れていく差し込み便器を使っていた．そして少しずつ腰を上げる練習をしてもらい，後に腰を上げて入れる便器（**図 17-3-B**）も使うようになった．

　おむつの中で排便すると臀部に汚れが広がり不快な感触があり嫌がって

175

いたが，便器で排便することで皮膚の汚れも最小限で済み，我慢をすることがなくなり，便秘の解消にもなった．

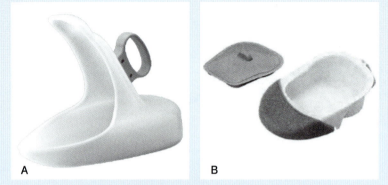

図17-3 差し込み便器

D 自動採尿器

事例4 Dさん

内臓疾患があり安静に過ごさなければならないDさん（男性）は，妻が働きに出ているため日中もベッド上で1人で過ごしている．尿パッドを着けて排尿しているが，汚れた尿パッドをベッド横のゴミ箱に長時間置いておくことで汚臭が発生し，衛生的にも不安な状態が続いていた．そこで自動採尿器が使えないか検討することにした．

この自動採尿器はレシーバー（受け口）を尿道口に当て排尿するとセンサーが尿を感知して，モーターが作動して自動で尿をタンクに吸引してくれるため，臭いや衛生面の心配も軽減できる．またタンク内の容量も大きく尿廃棄と洗浄も1日1回で済むため，妻は後片付けが楽になる．本体は介護保険でレンタルしており（自己負担1～2割），直接肌につけるレシーバーとタンクは介護保険の特定福祉用具となり，1～2割負担で購入できる．ただし電気で動くため使用時は機械音があり，停電時には使えないので，Dさんには尿器も準備してもらうことにした．

この器機の情報を得て，Dさんは使うための練習をし，自分で使えるようになった．尿意があり，自分でレシーバーを尿道口に当ててから排尿できるDさんにとっては排泄の自立につながっている．

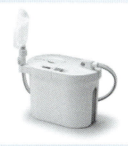

図17-4　自動採尿器

E　自動排泄処理装置

事例5　Eさん

　重度寝たきりで自分で体を動かせないEさん（女性）は，排尿の回数が多く皮膚が弱いため，おむつが汚れるとすぐにおむつかぶれができていた．そこで，常に皮膚をきれいな状態に保てる自動排泄処理装置を使うことにした．

　この装置は受け口を尿道口から肛門に固定しておき，排尿排便を行うと自動的にチューブを通してタンクに吸引し，肌を温水洗浄し温風乾燥を自動的に行う．排泄物をタンクに自動吸引するため，臭いが残らず肌のきれいな状態を保つことができる．本体が大きいため置くスペースが必要である．洗浄用の水の補充，タンクの洗浄が必要で，電気を使用するため作動音があり停電時には使用できない．体に受け口を固定するため側臥位では使用できない．また，認知症などで自分で受け口やチューブを外してしまう人には使えないが，夜間のみ使用などの使い分けをすることもできる．おむつ交換が不要になるため介護者の負担は軽減できるが，自動排泄処理装置にまかせっきりにはしないでほしい．

本体は介護保険でレンタルでき（自己負担1〜2割），直接陰部につける受け口は特定福祉用具の購入対象品目となる．

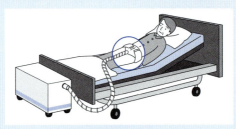

図17-5　自動排泄処理装置

F　導　尿

事例6　Fさん

　脊髄損傷のFさん（男性）は，胸から下と上肢に重度の麻痺があり，ベッド上で過ごしている．受傷前のような尿意便意はなくなったが，ゾクゾクする，頭が重い，お腹が張るなどの独自の尿意便意がわかるようになった．失禁の心配があるため尿パッドを着けているが，4時間程度に一度，清潔間欠自己導尿で排尿している．

　自己導尿をすることで残尿がなくなり感染症や腎臓病などの二次障害を防ぐこともできている．排便時は側臥位になり，便器に前傾座位姿勢になった場合のような姿勢をとり，腹圧をかけて（きばる）排便する．

　自己導尿により膀胱機能を維持し，薬を使わず短時間で排便できることで，健康と人間としての尊厳を守ることができている（導尿，カテーテルについては4章参照）．

17 ● ベッド上での排泄

G その他留意すべきポイント

1. 臭　気

　ポータブルトイレ使用時には，排泄物から臭いが発するため，排泄後はできるだけ早く排泄物をトイレに流す．すぐにトイレに流せない場合にはポータブルトイレのバケツに蓋をする．ポータブルトイレ用の消臭剤が市販されているので，使うことをお勧めする．また，消臭機能がついたポータブルトイレを使うのも一法である．おむつ類の場合は，汚れたおむつをビニール袋に入れて口を縛るなど，臭いが広がらない工夫が必要である．尿器や便器も汚れが残っていると臭いが発生し感染の原因にもなるため，尿器や便器も洗浄消毒をして清潔にする．

　臭いの原因はこれらだけではない．布団やカーテンに臭いがついて，それが部屋の臭いの原因となることがある．こまめな換気と布団乾燥を行うことで臭いはかなり軽減する．このほかにも臭いの原因は様々である．頭髪の臭いや体の臭い，口臭もそうである．そのため臭いの元を突き止めて，その臭いに応じて対策を講じる．口腔ケアを行うことも重要である．

2. 視　線

　家族であっても，本人の部屋にほかの人が入る場合，ケアを受ける人は気になるものである．部屋に入る時には声をかけるように決めておき，ドアを開けても体が見えないようにカーテンや衝立を置いておけば，視線を遮ることができる．

　いつも見える状態でないといけないほどの重篤な状態の場合はこの限りでない．むしろベッドを誰かがいる場所に移動することも大切である．

3. 姿　勢

a) 排　尿

　腹圧をかけやすくするためにベッドの背上げ機能を使い，座位が安定するようにポジショニングを行う．上半身を起こせない人でもできるならば膝を立てる．

179

Ⅲ ● 排泄ケアに関する知識と技術

b) 排　便

　排便の場合は身体状態を考慮して無理のない範囲で，ベッドの背上げ機能を使ったり，布団やクッションを使って上半身を起こし，側臥位で便がスムーズに出る姿勢（便器に座った時の前傾姿勢）に近い姿勢をベッド上でとることが望ましい．仰臥位で排便する場合は上半身を起こし膝を立てる．上半身を起こせない人でもできるならば膝を立てる．排便に時間がかかる場合はバスタオルなどをかけて体を冷やさないようにする．

　できるかぎりベッド上での排泄ではなく，ベッドサイドのポータブルトイレや尿器などの使用を第一に考えること．そのほうが排泄しやすく，また後始末が楽であるからだ．

4. 寝返り

　おむつ交換や便器の抜き差し時に横を向いてもらうことがあるが，自身でできる人には横を向いてもらい，手すりを握ったり足を曲げるなど一部でも動かせることができる人にはできることをしてもらうことで自立を促せる．全介助の人でもいきなり力任せで横を向かせることはせず，声をかけながら痛い怖いと感じさせないように横を向いてもらう．また，介助者もベッドの高さを調節するなど，介助者自身の腰痛予防や体を守ることを考える必要がある．

5. 気持ち

　ベッド上で排泄することで排泄行為に対して不安になったり，恥ずかしいと思う羞恥心や介助者に対しての遠慮などが尿意や便意にも影響するため，不安や恥ずかしいという思いを軽減し，プライバシーを守ることが大切である．寝具や衣類を汚さないように排泄時にはベッド上に防水シートや吸水シートを敷いておくと安心である．介助者がいる場合は恥ずかしい思いをさせない方法も必要であり，下着を脱いだ時はそのままではなくタオルをかける，介助者は退室する，退室できない場合は目線をそらすなどの配慮が必要である．排泄音が気になる場合はテレビをつけたり音楽を流すなどで紛らわせる．介助者も無言や不謹慎な言葉遣いはやめ，リラックスできる環境作りや声掛けを心がけたいものである．

　ベッド上でも自身で排泄行為ができる人は，本人の体に合った使いやすい用

具を選ぶ．便利な排泄用具だが用具に頼りきらないで，寝返りをする，尿器や便器を持つ，腰を上げる，陰部を拭く，下着や衣類を整えるなど，一部でもできることは自身で行ってもらう．排泄時に体を動かすことは排泄機能の維持や心身のリハビリにもつながるため，できるだけ本人が動くように促し，自身でできることは行ってもらう．これらの積み重ねが自立を促し，自尊心を守ることになり，介助者の負担を軽減することにもなる．

　自身で動くことができない人も介護者が排泄時に体を動かすことで，拘縮や褥瘡の有無などの体のチェックができる．

　心身状態，環境，介護力などは変化することがあるため，介助者は本人をよく見て変化に気づく目を持ち，変化があれば柔軟に対応する．ベッド上で排泄しなくてはならない場合でも，本人が安心安全で快適に排泄できる用具を使用し，環境を整備し，本人も介助者も笑顔で過ごせるようにしたいものである．

〔堺谷珠乃〕

18

おむつの選択や適切なあて方は患者の身体を大きく変える

A 杜撰なおむつ使用が身体を損なう

事例1 おむつを見直したことで暮らしが変わった
Aさん　67歳，男性，妻との2人暮らし

　脳梗塞にて軽度の麻痺が認められ入院．動作緩慢ではあるが，寝返りや起き上がりが自力で可能となったので退院し，妻との在宅生活を開始した．自宅内で1度転倒したことをきっかけに，徐々に身体の動きが悪くなると，自宅復帰当初は何とかできていた起き上がりとトイレへの移動に時間がかかるようになり，間に合わず尿漏れをするようになった．衣類や布団を汚すまいとテープ止め紙おむつと尿パッドを2枚使用し始めたが，起き上がりの介助がさらに大変になったように感じる（**図18-1**）．いすに座ってもいつの間にか身体が傾き（**図18-2**），最後まで自分一人で食事をすることが難しく，元気もなくなってきたので心配していると，妻よりケアマネジャーに相談があった．

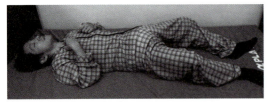

図18-1　Aさんの臥位姿勢（再現）

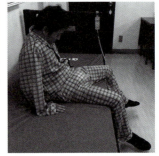

図18-2　Aさんの座位姿勢（再現）

18 ● おむつの選択や適切なあて方は患者の身体を大きく変える

　おむつの状態を妻に確認すると，テープ止め紙おむつにフラットシート1枚と尿パッド2枚の4枚を重ね使いしていた．シーツや衣服を汚すので尿パッドの枚数を増やして漏れを防いでいたが，尿パッドの交換に時間がかかり，おむつ代もますますかさむので大変になってきているとの返答であった．

1. おむつの重ね使いが「姿勢の崩れ」を引き起こす

　不要な尿パッドの重ね使いは股間に厚みを作り，股関節が開いてしまうことで，両股関節の屈曲・外転・外旋位を助長させる．同時に起こる骨盤の後傾は脊柱を円背にさせ寝た姿勢の崩れにつながる．臥位で生じた「姿勢の崩れ」（**図18-3**）は，重力の影響を受けやすい座位でより強調され，安定した座位姿勢の妨げとなる．このことは座位で行う食事などの活動の低下にも影響してくる（**図18-4**）．また，不用意に作られたおむつの厚みは，左右非対称的な崩れた座位姿勢を招きやすいばかりか，不安定な座位につながり全身の筋緊張を上げ，動きにくい硬い身体を作ることになる．筋力低下があれば後方重心の不安定な座位からの立ち上がりはさらに難しくなり，両下肢屈曲・骨盤後傾・円背の姿勢は立位においてもさらに助長され，歩行自体を困難にさせる（**図18-5**）．

2. 股関節を覆う間違ったおむつのあて方が「股関節の動きを妨げ」「寝返りや起き上がりを困難」にさせる

　臥位から歩行に至る一連の起居動作の中で自由度の高い股関節の動きは重要である．股関節を覆う間違ったおむつのあて方が股関節の動きを妨げ（**図18-4**），寝返りから起き上がり，立ち上がり，歩行などの動作を困難にさせる．

事例2　おむつの見直しと介助方法を変えたことで褥瘡が改善した
Bさん　87歳，女性，夫との2人暮らし
　パーキンソン病にて，徐々に病状が進行し食事も困難となり胃瘻造設目的にて入院．要介護5の寝たきり全介助の状態であるが，夫の強い希望にて，訪問看護，訪問リハ，訪問介護，移動入浴を導入し再び在宅生活を開始した．自宅では，約2時間程度のベッド上背上げによる胃瘻からの経管栄養と早朝と夜間のおむつ交換が夫の役割となった．自宅復帰後実施

183

された定期の担当者会議にて，訪問看護師より，尿汚染がひどくなり，仙骨部に褥瘡が発生したことが報告された．退院時には，テープ止め紙おむつと尿パッド1枚で汚染もなくケアできているとの病院からの申し送りがあった．

夫の介助状況を確認すると，妻の身体を横に向けることが難しくおむつ交換ができなかった．今は，尿パッドを3枚あて，上から順に引き抜くようにしたので何とか交換できている．おしりや陰部の洗浄まではとてもできていない．胃瘻のためにベッドの背上げをすると本人がベッドの下にずり落ちてしまい，身体を上に引っ張り上げているが手が痛くて困っている．

3. おむつの使用と尿パッドの重ね使いによる蒸れが「皮膚の耐性」を低下させる

排泄物を外へ漏らさないための防水フィルムが貼られているおむつは通気性に乏しく，おむつの中は常に高湿の状態である．このようなおむつで仙骨・尾骨・座骨・腸骨・大転子部などの褥瘡好発部位を覆い，尿パッドを重ね使いすれば，臀部周辺の皮膚は浸軟を招き，さらにアルカリ性の排泄物の皮膚への付着は，皮膚の耐性を下げ褥瘡が発生しやすい状態となる．

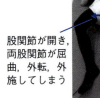

股関節が開き，両股関節が屈曲，外転，外旋してしまう

尿パッドの重ね使いにより股間に厚みが生じてしまう

図18-3　不良な臥位姿勢

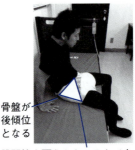

骨盤が後傾位となる

股関節を覆うおむつのあて方が股関節の動きを妨げる

図18-4　不良な座位姿勢（ずっこけ姿勢）

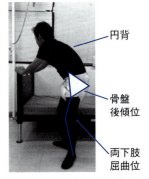

円背

骨盤後傾位

両下肢屈曲位

図18-5　不良な立位姿勢

表 18-1　間違ったおむつの使い方とその影響

	間違った使い方	影響
1	おむつの重ね使いによる姿勢の崩れ	不良姿勢による筋緊張の亢進 動きにくい硬い身体を作る
2	股関節を覆うおむつのあて方	股関節の動きを妨げる 寝返りや起き上がりを困難にさせる
3	おむつの重ね使いによる蒸れ	皮膚の脆弱性 褥瘡の発生
4	おむつ交換時の間違った介助	皮膚に圧とずれが生じる 褥瘡の発生

4. 間違った介助で「皮膚に圧とずれ」が生じる

　浸軟した臀部の皮膚で尿パッドの引き抜き行為を行えば，臀裂部に縦方向のずれ力が引き起こされ，皮膚に縦長の亀裂状の傷を作る．あるいは，ベッド上の動作介助時の持ち上げや引きずり行為や移乗時のズボン介助なども同様に，皮膚への圧とずれを生じ，知らず知らずのうちに皮膚を傷つけている．このような「圧とずれ」が皮膚に生じることで褥瘡は容易に発生する．

B 「尿漏れを起こさない」「姿勢を崩さない」「動きを制限しない」「褥瘡につながらない」おむつの選択

1. おむつの種類と選択の基本

　排泄アウター（排泄インナーを外側で固定するもの）と排泄インナー（内側で尿を吸収するもの）に分類されそれぞれに多様な種類がある（**図 18-6**）．その中から個人に合った適切なおむつを選択する場合の基本は，「排泄アウター1枚と排泄インナー1枚」の組み合わせである（**図 18-7**）．また，使用される方の身体機能レベルに応じた選択方法もある．

a) 布のホルダーパンツ

　立位がとれ歩ける方が使用対象であるが，寝たきりレベルの方への使用も可能である．テープ止め紙おむつと比較してホルダーパンツをはくだけで身体にフィットし，収縮性に優れた素材のホルダーパンツは，尿パッドの装着も簡単

Ⅲ ● 排泄ケアに関する知識と技術

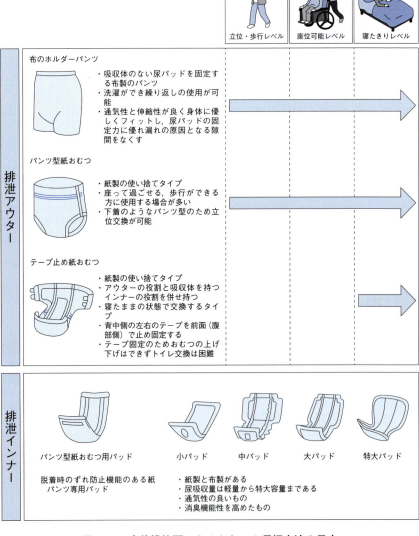

図 18-6　身体機能面からのおむつの選択方法の目安

（浜田きよ子 ほか：「おむつ検定®」テキスト．株式会社はいせつ総合研究所むつき庵，2014 を参考に作成）

18 ● おむつの選択や適切なあて方は患者の身体を大きく変える

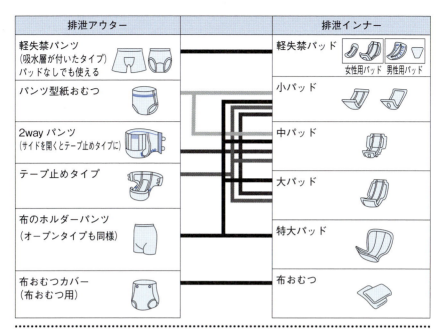

※この一覧はあくまでも目安である．組み合わせの原則は「排泄アウターに立体ギャザーがあるものには，その中に入る排泄インナー（立体ギャザーからはみ出さないもの）を選ぶこと」である．「フラット」といわれる大きな紙シートは，立体ギャザーの間には入らず，大変使いにくいものなので，排泄インナーには適さない．

図 18-7 「排泄アウター 1 枚と排泄インナー 1 枚」の組み合わせの目安
（浜田きよ子編著：自立を促す排泄ケア・排泄用具活用術．p.68, 中央法規, 2010 を参考に作成）

である．布のホルダーパンツは，褥瘡好発部位への圧迫や蒸れも少なく，洗濯が可能なことから繰り返しの使用が可能であり経済的でもある．

b) テープ止め紙おむつ

テープ止め紙おむつ単体でも使用できるが，アウターとして使用しインナーである尿パッドを中に入れる組み合わせであれば，テープ止め紙おむつを毎回交換せず，尿パッドのみの交換となり，介護の手間が省けおむつ代の削減にもなり，現場では常用されている．

c) 立体ギャザーの役割

おむつの選択の前には，要介護者の体形や身体機能，排尿量や皮膚の状態，排泄パターンならびに介護者の能力などの総合的なアセスメントを行い，初めておむつの選択に至る．アセスメントから尿量がわかれば，尿量にあった尿パッ

ドを1枚選択でき，尿パッドを複数枚重ねて使う重ね使いの必然性が必然的になくなる．さらに，排泄アウターの立体ギャザーの間に納まる大きさの尿パッドを選択しておけば，尿パッドが立体ギャザーを潰して起こる尿漏れも解決する（図 18-8）．

尿漏れを起こした場合に尿パッドの枚数を重ねていく対応が，新たな尿漏れを招く間違った選択であることを知っておけば，Aさんのように，姿勢の崩れなどの身体機能の悪化を避けることができる．

d）特殊な排泄インナー

①拘縮のある方や痩せておむつのすき間ができ漏れる場合：両面吸収パッド（図 18-9）

立体ギャザーや防水シートがない構造の尿パッドである．防水シートがない尿パッドは，吸収体のどこからでも尿を吸収できることから尿を尿パッドの吸収体に誘導する中継的な役割をはたす．痩せた方や拘縮のある方でおむつと身体に隙間ができ漏れやすい，尿量が多く吸収量を増やしたいなどの場合に，折る，丸める，二つ折りにするなど自由に形を変えて使用できるメリットがある．基本的に排泄アウターと排泄インナーの1枚使いが理想であるが，両面吸収パッドは防水シートがないため，尿の誘導体として尿パッドと併用した使用方法になる．

②軟便に困った場合：軟便パッド（図 18-10）

3層構造となっており，軟便や下痢便を表面の網目状のシートでキャッチし，便のカスを2層目のろ過シートでせき止め，水分を3層目の吸収体で吸収する

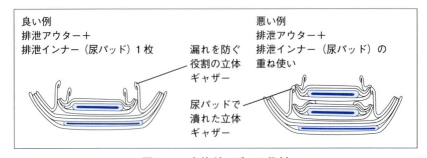

図 18-8　立体ギャザーの役割

（浜田きよ子 ほか：「おむつ検定®」テキスト．株式会社はいせつ総合研究所むつき庵，2014 を参考に作成）

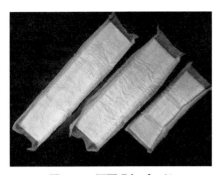
図 18-9　両面吸収パッド

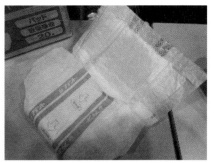
図 18-10　軟便パッド

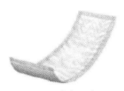
フラットシート

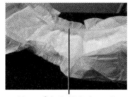
テープ止め紙おむつの
立体ギャザー

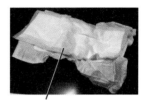
テープ止め紙おむつの中に納
まらず立体ギャザーを潰す

図 18-11　フラットシートは排泄インナーに適さない

軟便専用のパッドである．

　原因をアセスメントできれば，特殊なパッドの使用につながり，困りごとの解決が可能になる．

e）フラットシートの弊害

　Aさんの場合は，漏れたことからフラットシートの使用となった．あるいは，コストが安いことから常用している現場に出くわすことも多い．尿の漏れを防ぐ立体ギャザーのないフラットシート自体に尿吸収パッドとしての効果はなく，本来，陰部洗浄や洗髪，手浴足浴などケアで使用するケアシートであることを知っておきたい．テープ止め紙おむつと併せて使用すれば，立体ギャザーの中に納まらず立体ギャザーを潰し尿漏れを起こすばかりか，尿の逆戻りによる皮膚トラブルが褥瘡発生の原因にもなる（**図 18-11**）．

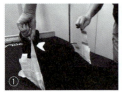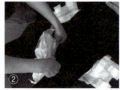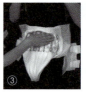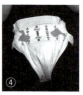

①左右対称的にテープ止め紙おむつを敷き込む（身体とおむつとの隙間を作らず漏れを防ぐ）
②立体ギャザーは尿を外に流さない防波堤の役割があり，立体ギャザーを立て鼠径部に沿わせる（漏れを防ぐ）
③尿パッドの吸収体を尿道口の位置に合わせ，隙間を作らないようにあてる（漏れを防ぐ）
④股関節部を覆わず鼠径部におむつを添わせて身体にフィットするように下のテープを下から上向きにあてる（動きやすい）

図 18-12　おむつのあて方

2. 尿漏れを起こさず「姿勢を崩さない」「動きを制限しない」「褥瘡につながらない」おむつのあて方

　間違ったおむつのあて方は，排泄物による汚染を引き起こす．さらに，仰臥位からの寝返り，側臥位，起き上がり，座位，立ち上がり，立位，歩行といった姿勢の変化を伴う一連の排泄動作には，関節の自由な動きが重要である．両股関節を覆う間違ったおむつのあて方は，自由度の高い股関節の動きを妨げ，一連の動作を妨げる大きな要因となる．「姿勢の崩れ」や「動きにくさ」さらに「褥瘡リスクを高める」などの問題を引き起こすことからも，正しいおむつのあて方を身につけておくことが大切である（**図 18-12**）．

　Aさん，Bさんのように，身体に障害をもち排泄物をトイレで処理できないなどの排泄トラブルを抱えた時の対応の1つとして，おむつの使用は有効である．しかし，排泄物を処理することばかりに注意を向けず，おむつの正しい知識とスキルに基づいた身体に悪影響を及ぼさない排泄ケアの心がけが，おむつ使用時の重要なポイントである．

　おむつの正しい選択とあて方を知り実行できれば，おむつ本来の役割を果たしつつ，おむつによる種々の弊害が引き起こされることはない（**図 18-13**）．

　Aさんの場合であれば，おむつ交換をするまでの間の排尿量を吸収できる尿パッドを選択することからアプローチが始まる．トイレでの交換を考慮して昼間は着脱しやすいパンツ型紙おむつへの変更が望ましい．十分な睡眠確保の

18 ● おむつの選択や適切なあて方は患者の身体を大きく変える

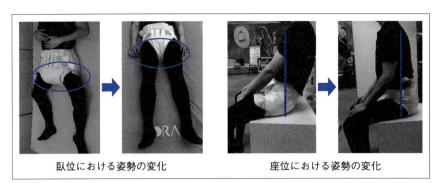

臥位における姿勢の変化　　　　座位における姿勢の変化

図 18-13　おむつのあて方により，臥位・座位における姿勢が変化する
（浜田きよ子 監修：おむつトラブル 110 番．p.81-83，メディカ出版，2015 を参考に作成）

ために，夜間はテープ止め紙おむつと尿吸収量の多いパッドを併用し，尿漏れしない正しいテープ止め紙おむつのあて方を習得できれば，尿汚染なく朝を迎えることも可能となる．このようなおむつの見直しは，A さんの股関節の動きを取り戻し，再び，自力で寝返りや起き上がりも可能となる．本人の動きが広がれば，パンツ型紙おむつを布のホルダーパンツに昼間だけでも変更でき，より自然な排泄様式を取り戻すきっかけにもなる．活動量の増加から妻の介助量の軽減はもとより，食事量や A さんの気持ちの変化にも影響は波及していくであろう．

　また，B さんのように介護者が男性の場合に起こりがちな力任せの持ち上げや引きずり介助が，皮膚を傷つけ，褥瘡などの二次障害を招くことも多い．A さん同様，尿パッドの重ね使いと間違ったおむつのあて方を見直すと同時に，家族を含めた支援者向けの容易で正しい介助方法を伝えていくことも重要である．自宅内の動きやすい環境を整え，福祉用具の導入なども検討しながら，家族と支援者による 24 時間にわたる正しい介助ができれば，B さんの褥瘡は治癒し，在宅生活の継続を可能にする．

3. 排泄ケアの基盤となる身体づくり

a) 不動からくる「廃用性二次障害」

　睡眠を含めた 24 時間の生活の在り方が心身機能の悪化につながっていないか，より質の高い活動方法に転換することはできないかなどを具体的にアセスメントし，マネジメントすることが重要である．機能障害を受け自由自在に姿

勢変換ができなくなれば，「身体を安定させる安楽な姿勢」や「自由な動作を可能にする姿勢」がとれず，「安楽な臥位」や「日常生活動作（ADL）」が奪われる．この時身体の中では，不良姿勢となると上半身・下半身の両方の重さが腰部に集中し胸部と腹部を圧迫し身体の内外部の働きを低下させる．また，不良姿勢により筋の過剰緊張が存在し，安眠を妨げ身体の動きを奪っている．このような動きにくさは，精神（意欲）・呼吸・循環・食事・排泄などの機能低下を招く「廃用性二次障害」につながる．この状態が長期間持続すると，関節の運動不全が引き起こされ，誤嚥や拘縮・変形や褥瘡などの二次障害がさらに悪化し，生きる力を奪うことになる．一見些細な変化ともとれる姿勢からくるこれらの諸問題は，24時間の生活の中で引き起こされており，ケアに関わるスタッフは，目の前の方がいつも良い姿勢で過ごせているのかを見逃さない視点をもちたい．

b) 排泄ケアに取り入れたい姿勢管理（姿勢の整えからポジショニング）

排泄ケアの前提として，不良姿勢と言われるねじれやゆがみ，ずれた姿勢に気づき，安楽な姿勢に修正するケアの提供が基盤となる．身体の筋緊張を緩め安楽な眠りと動作のしやすさの提供において，姿勢の整えとポジショニングと呼ばれる方法は有効である．ポジショニングによる身体の緩みは，おむつ交換を容易にするメリットもある．

c) 持ち上げない・引きずらない自然な人の動きに基づいたやさしいケア

不良姿勢からくる身体の硬さは，ケアをする側の力任せのケアを助長させている．姿勢の整えとポジショニングにより緩んだ身体づくりと同時に，持ち上げない・引きずらない自然な人の動きに基づいたケアの提供が大切である．自然な身体の動きは，身体に起こる不動な状態を予防でき，生きる力を守ることになる．

排泄ケアにかかわらず，日常的なケアの全てが身体に及ぼす影響を知り，生活全般をより良い方向に見直し暮らしを変える視点と関わりを心がけたい．

〔高橋文江〕

19

おむつと皮膚トラブル
―そのためのスキンケア―

A 皮膚トラブルは発見が大切

「おむつかぶれができました」という相談を受けて，外用薬を処方していた．しかし，患者に付き添っている家族からなかなか治癒しないと言われるうちに傷は深くなり，褥瘡が形成されてしまった．

こんな経験はないだろうか．

実はこういった例の多くは，排泄物による皮膚障害である．たかがスキンケア，されどスキンケア．皮膚障害がみられた時は，スキンケアから見直す必要がある．スキンケアはそれぞれの人の生活に密接した生活習慣上にあるため，思うようには予防や治癒促進に向かうスキンケアを，患者・家族は行ってくれない．その理由を考え，適切なスキンケア方法を伝える必要がある．診療を行う上で大切なのは，処方のみならず，様々なスキンケアを検討する必要があるということである．

さらに近年，おむつは子ども用でも大人用でも，紙おむつが多くなった．おむつとインナーを上手に組み合わせることで，おむつ内での排泄物の拡散が少なくなり，皮膚への影響が減少している．工夫次第でいわゆる「おむつかぶれ」は予防できるようになっている（**表 19-1**）．

1．尿失禁のある患者

国際禁制学会の 2002 年の定義によると，尿失禁とは「尿が不随意に漏れるという愁訴である」．不随意に尿が漏れることにより，様々な問題が発生する．その中でもスキントラブルは，痛みを伴い苦痛を感じることがある．その対策には観察が重要になる．

a）観察とアセスメント

尿失禁は，腹圧性尿失禁，切迫性尿失禁，混合性尿失禁，溢流性尿失禁，機

193

Ⅲ ● 排泄ケアに関する知識と技術

表 19-1　在宅医療における皮膚トラブルへの対応

予防的スキンケア	予防的介入の重要性を理解してもらう 予防的介入がしやすいよう必要な環境整備を行う
皮膚トラブルケアの目標	皮膚を浸軟させず，健常な皮膚の状態を保つ スキンケアを通して皮膚バリア機能を保持する 二次感染の予防 便の化学的刺激を回避する
皮膚ケアの実践	肛門部，臀部は弱酸性洗浄剤で洗浄する 肛門部，臀部に撥水効果の高いクリームもしくは皮膚被膜剤を塗布する 陰部洗浄は頻回にせず，汚物をつまみ取るなどの対策を講じる

能性尿失禁に分類できる．まず，その失禁のパターンを観察することが重要になる．観察を行う際には，排尿日誌を用いて，失禁の間隔や尿量を把握する．

　収集した失禁についての情報をアセスメントして問題解決を行う．皮膚トラブルが発生していると，皮膚の治療に注目してしまうことが多いが，原因となる失禁について問題解決が必要である．

　尿失禁への対策は，他項で述べられているように様々な問題が存在するが，尿失禁の状態を解決すること，もしくは尿失禁状態であったとしても皮膚トラブルを起こさないようにする必要がある．

b) 皮膚トラブルケアの目標

・健常な皮膚の状態を保つ：皮膚を浸軟させない

・スキンケアが行われていること：皮膚のバリア機能を保持する

・皮膚トラブルを悪化させない：二次感染の予防

c) 皮膚ケアの実践

①肛門部，臀部は弱酸性の洗浄剤で洗浄する

　通常，ケアの現場では，肛門部，臀部は陰部と共に洗浄される．しかし，尿道口や肛門周囲は洗浄されても，仙骨・尾骨部への洗浄が体位の問題などから実施されないこともある．具体的に手順を統一することと，洗浄剤など使用物品を整えることが重要である（図 19-1）.

②肛門部，臀部に撥水効果の高いクリームもしくは皮膚・被膜剤を塗布する

　予防的なスキンケアが重要で，陰部洗浄後のスキンケアを施設や病院ではルーチン化していくことが重要である．患者家族に対しても，セルフケアとし

194

19 ● おむつと皮膚トラブル

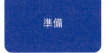

準備
弱酸性ボディウォッシュ
微温湯（陰部洗浄用ボトルに入れる）
不織布ガーゼ1～2枚　拭きタオル
おむつまたは尿器や膿盆

まずは
仰臥位で
ボディウォッシュをしっかりと泡立て，泡で優しく陰部を洗う
洗浄剤残りがないように微温湯で洗い流す
洗浄後，水分を優しく拭き取る

次に
側臥位で
患者を側臥位とし，肛門周囲や臀部を陰部と同様に優しく洗う
洗浄後は優しく水分を拭き取り，ワセリン軟膏を広範囲に塗布する

陰部の皮膚は非常にデリケートなので，弱酸性の洗浄剤を使用する
泡で洗うことで，ごしごし擦らなくても汚れが浮き上がってくるのでよく泡立てる

これは便利!!

ボディウォッシュを半プッシュと水15mLほどをナイロン袋に入れてよく振ると，こんなにクリーミーな泡のできあがり

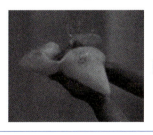 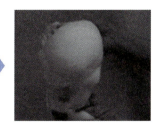

図19-1　スキンケアマニュアルの例

て実践できるように教育する必要がある．
③感染が疑われる場合
　発赤，腫脹，熱感，疼痛に加えて排膿などの症状があるものを感染徴候として観察する必要がある．感染が疑われる時には，医師が原因菌に対して治療を行う．

2. 便失禁のある患者

　便失禁とは，便が不随意ないし無意識に漏出する状態であるため，泥状や水様の便であることも多い．便中には食物を消化することができる消化酵素を含んでいるが，この消化酵素が泥状便や水様便では特にその活性が強く，肛門周囲や周囲皮膚へ付着することで化学的な刺激となり皮膚トラブルになる．発赤からびらん，潰瘍に進行するため，早期の観察と対処が必要になる．

a) 観察とアセスメント

　便失禁の回数と性状，皮膚の状態を観察する．便性が下痢の場合は，便性をコントロールできるよう，薬剤の内服や，食事形態ときには絶食などを考慮する必要がある．皮膚トラブルがある場合は，その部位の発赤，びらん，潰瘍について観察を行い，加えて炎症・感染に注意し観察を行いアセスメントする必要がある．

b) 皮膚トラブルケアの目標

・健常な皮膚の状態を保つ：皮膚を浸軟させない
・スキンケアが行われていること：皮膚のバリア機能を保持する
・皮膚トラブルを悪化させない：二次感染の予防
・便の化学的刺激を回避する

 間違った陰部洗浄が皮膚障害を招く

　陰部洗浄とは，入浴やシャワー浴などが難しい患者に部分浴として陰部洗浄を行うことである．皮膚を清潔に保ち，感染（尿路感染など）を予防する．皮膚，粘膜の状態を確認し，色，乾燥，発赤やただれ，びらんの有無，不快感・かゆみ感の有無，などに注意しながら実施する．
　しかし，先にも述べた皮膚トラブルを起こしているような失禁状態の患者には，頻度の高い陰部洗浄が，逆効果となることがある．

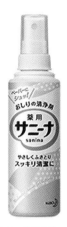

図 19-2　薬用サニーナ

　排泄物の付着を受けた皮膚は，バリア機能が低下し，びらんや潰瘍を発生しやすい状態にある．その際には1日1回程度の陰部洗浄として，下痢などで皮膚汚染があったとしても，洗浄を繰り返し行わないように，ケア介入者で統一した認識をもつ必要がある．オイル成分の清浄剤を用いて（**図 19-2**）汚物をつまみ取るように汚物の除去を行う．繰り返しオイル成分の清浄剤を用いて，化学的刺激が加わる消化酵素を含んだ便を取り除く．

　著者の勤務する病院では，学習会を行い，職員が統一した手順で行えるようになったところ，排泄物による皮膚障害の発生がゼロになった．施設では，オイル成分の清浄剤を入居者の方が個人購入することで使用頻度が上がり，下痢をしていない患者にも使用され，予防的な介入が可能になった．

　陰部洗浄を行う際には，おむつの中でどの部位に排泄物が付着する頻度が高いかを考える必要がある．例えば，女性なら陰部を含めた仙骨・尾骨部周囲に汚れが付着しやすい．また，男性の場合も，陰茎や陰嚢に汚れが付着しやすいので，皮膚障害が発生しやすいことを知っておく必要がある．**図 19-3** のように，おむつの中の皮膚障害の関連を知ってケアを行う．

　おむつの中は，高温多湿で皮膚は浸軟しやすい状態にあること，排泄物の付着で化学的な刺激を受けていること，頻回の洗浄が皮膚に及ぼす影響などを知った上で統一したケアを実践する．

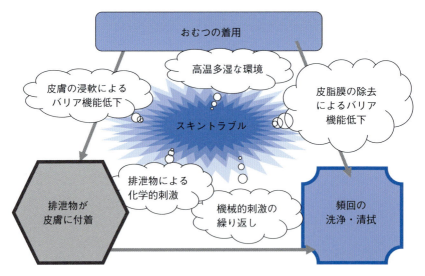

図 19-3 尿・便失禁によるスキントラブル

C 在宅介助とスキンケア

　在宅でのおむつやスキンケアは，病院や施設とは異なり，介助者が家族である場合がある．日常的にスキンケアを実践するには，その必要性を理解した上で実践することが長続きする秘訣になる．

1. 自己ケア：セルフケア指導

　スキンケアは，まずは自己の価値観が影響する．これまでに苦痛を伴う皮膚トラブルを経験していると，スキンケアの重要性に気づいて実践することができる．しかし，これまでに苦痛を伴う皮膚トラブルを経験していないと，継続して行うことは難しい．

　その際には，皮膚の構造を説明して，予防的スキンケアについて理解していただく．予防的なスキンケアが行われるようになると，かゆみや痛みの軽減などの変化をもたらしてくるので，スキンケアの評価を患者と共に行うことも有効であると考えている．

　スキンケアを日常的に行うには，必要な環境を整えることが必要である．良

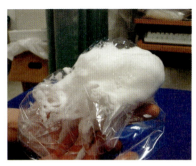

- 泡だてておく
- こすり洗いをしない
- 手に泡を取って洗う
- 頻回の洗浄を避ける
- 摩擦を与えるふき取りをしない

図 19-4　皮膚にやさしい洗浄

い撥水クリームであったとしても，入手困難では継続することが困難になる．また，高価なものは使用量を控えることが懸念されるため，一般的なドラッグストアなどで売られているものを勧めるとよい．

また，入浴直後にスキンケアができるように浴室に置いたり，トイレなどに置いて，継続して使用できるようにすると，スキンケアの頻度が上がることにつながる．

2. 介護を受けている人のスキンケア

特におむつの中のスキンケアは，先にも述べたように，おむつ交換や清潔の援助の際に行われる．その際にも，介助者が行いやすいように，環境を整える必要がある．洗浄のボトルを工夫することで，簡便に陰部洗浄を行うことができる．また，洗浄剤を陰部と臀部の2回に分けて使うために，ビニール袋と洗浄剤とお湯で泡を作成する（**図19-4**）．

また在宅では，施設や病院と異なりおむつ交換の頻度は減少する．病院などの施設では，2〜4時間以内でおむつが交換されている．在宅では大きめのパッドを用いて交換間隔が長くなることがあるため，皮膚に排泄物が付着しないように配慮が必要である．

> **事例1**　尿パッドがもったいないので交換をしないAさん
> 70代女性，腹圧性尿失禁と脳梗塞後がありトイレでの排泄行為に時間を要するために機能性尿失禁が生じている．尿パッドは，1日に2回程度しか交換しないという．「もったいないので行けるところまで行く（使

Ⅲ ● 排泄ケアに関する知識と技術

えるまで使う)」という．外陰部が発赤し，かゆみを伴っている．病院に
かゆみに効くぬりぐすりがほしくて来院した．年金にて生活している．

原因をさぐる

　尿失禁は腹圧性尿失禁であり，排尿日誌では，排尿直後には失禁は見ら
れず，パッド内に失禁をしているのは理解している．しかし，交換は1
日2回程度しか行わない．水分の摂取も多めであり，失禁の原因につながっ
ている．

アセスメント

　1回尿失禁量は，50g程度である．また，排尿直後には失禁を感じな
いことから，膀胱内に尿が貯留すると腹圧で尿が漏れていることが理解で
きた．また，パッドがもったいないという思いがあり，交換を行う頻度が
下がっている．それらから漏れる前に排尿をトイレで行うトレーニングが
必要と推測された．

ケアの実際

　水分量の調節を行った．1日700mL程度の摂取として計測した．また，
排尿に関しては，1～2時間間隔で尿意を感じる前にトイレに行くよう
にした．排尿日誌を3週間のうちの無作為の3日間つけてもらい，改善
を評価した．

　その結果，6週間後にはトイレ排尿がほとんど可能になり，失禁がみら
れなくなり，おむつから軽失禁パッドで対応が可能となった．

結果

　尿失禁が予防できたことにより皮膚トラブルは解決された．

事例2　嵌入便により排便コントロールが必要であった事例

　訪問看護師より，胃瘻造設により経腸栄養剤を注入している患者が軟便
であるため，肛門周囲から臀部にかけて発赤と一部びらんを伴うと相談が
あった．

原因をさぐる

　軟便であり，1日2回のヘルパーによるおむつ交換の際に，毎回便が
出ていることに加えて，おむつ交換が1日2回程度であるためその排便
が皮膚に付着している時間が長いことが，皮膚トラブルを起こしている原

因であると考える．
アセスメント
　おむつ交換は，家族の協力が得られないことから1日2回である．排便の便性調節を行い，皮膚への付着を防ぐことが必要．排便は，経腸栄養を始めてから軟便であるが，下痢便になったことはない．寝たきりで排便姿勢がとれず，腹圧がかからないことにより排便困難があり，少量ずつの排便状態であると推測された．
ケアの実際
　訪問看護師による摘便を，週3回行うことが可能になった．
結果
　摘便を行うことで毎回大量の排便があり，便のおむつ内の付着はほとんど見られなくなり，その結果，皮膚トラブルの問題も解消された．

事例3　尿による尾骨部の浸軟により発生する皮膚障害

　仙骨・尾骨部褥瘡（**図19-5**）褥瘡周囲の浸軟が顕著にある．在宅では，福祉用具をレンタルして褥瘡予防のエアマットレスなどの導入もされている．
原因をさぐる
　創の周囲が顕著に浸軟していることなどから，尿が臀裂を伝い褥瘡部位に浸軟をきたしていると考えた．

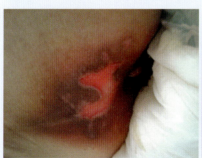

　　　受診前　　　　　　　　　　　褥瘡外来初診時
図19-5　仙骨・尾骨部の褥瘡

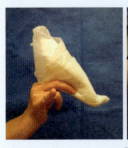
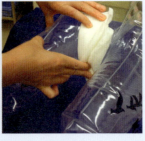
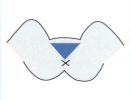

図19-6　両面吸収パッドの活用
三角折りや扇子折りにして外尿道口にあてる．尿量の多い人や痩せていて隙間から漏れやすい人にも便利である．

アセスメント

おむつのあて方の工夫により，尿が褥瘡部位を浸軟させないようにすることで，褥瘡治癒が促進されると考えた．

ケアの実際

尿パッドの工夫を行い，外陰部の生理的な弯曲に沿いやすいように尿パッドを形成した（図19-6）．尿道口から肛門に向かうラインで，形成した尿パッドをあて，尿が臀裂部位方向に流れないように工夫した．

結果

褥瘡の治癒が進んだ結果，皮膚トラブルは解消された（図19-7）．

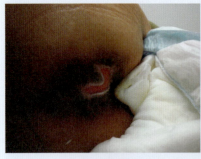
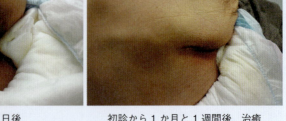

初診から9日後　　　　初診から1か月と1週間後　治癒

図19-7　その後の経過

〔北川智美〕

認知症の方への排泄ケア

　認知症は記憶等の障害により日常生活に支障をきたしてくる疾患である．認知機能の低下から日常の様々なことの理解・判断が難しくなり，その結果，とった行動が周りの人から見ると「おかしなことをいう人，理解しがたい行動をとる困った人」という風に考えられてしまうことが多くある．

　本人がどのような考えでその行動に至ったかなど，周りの人にはなかなか理解しにくいのが現実ではないだろうか？認知症は脳の器質的な疾患だが，その症状の本質は生活障害といっても過言ではない．

　認知症による生活障害を改善するためには，疾患としての捉え方と生活を営む１人の人としての捉え方の両面からしっかりと捉えていく必要がある．それは，例えれば車の両輪のような関係であり，どちらかが大きく，どちらかが小さくても前には進まず，同じところをくるくると回り続けるようなことになる．

　急性期の疾患を対象として治療にあたる場合は，その車輪は疾患の治療に傾くことも往々にしてあるが，治療が安定してきたら，小さくなりつつあるもう一方の車輪の大きさや回転に視点を移す必要があるのではないだろうか？

　イギリスの Tom Kitwood はパーソンセンタードケアという認知症ケアの新しい文化を提唱している[1]．認知症という疾患をもちながら生きる人にどのように関わるべきか，私たちの関わる姿勢に問いを立て，視点を人からずらしてはならないことを示してくれている．現在，介護福祉の現場ではパーソンセンタードケアの考え方を取り入れ，認知症の人の生活に現れてくる介護しづらい状況を「困っているのは誰なのか？」と常に問い続け，ケアすることに視点をもつことが重要であると理解され，実践知を重ねるようになってきている．

　ここでは，アルツハイマー型認知症，脳血管性認知症，レビー小体型認知症，前頭側頭型認知症の診断を受け，様々な認知機能障害を抱えながら生活されている方の事例から，疾患を見るだけではなく，人生を生き，生活を営んできた１人の人の生活障害として現れている排泄にまつわるエピソードを紹介し，関わり方を考えていきたい．

Ⅲ ● 排泄ケアに関する知識と技術

事例 1　脳血管性認知症　63 歳　男性
下着の上げ下げがうまくできず失禁と捉えられていた F さん

　F さんは 1 人暮らしをしていたアパートで倒れているところを発見され病院に搬送された．診断は脱水症であり，短期間で回復したが，古い脳梗塞が発見され軽度の右片麻痺，認知機能低下も明らかとなり，日常生活の様子をアセスメントした結果，1 人暮らしの継続は困難と判断された．

　医療ソーシャルワーカー（MSW）により介護保険の申請がされ，調査の結果，要介護 3 の判定が出た．本人自身も 1 人暮らしに不安を覚え，様々な選択肢を提供した結果，24 時間安心して生活することを希望され特別養護老人ホームへ入居された．

　入居時に病院からの申し送りでは「常時，失禁がある．排泄ケアを拒み，介入が非常に難しい．入院以前に勤めていた飲食店も失禁が原因で解雇された」とのことであった．

　入居されてからの F さんは構語障害があることと，元来人付き合いがあまり得意ではない様子で他者との関わりも少し距離をとっているようだった．病院看護師からの申し送りのように失禁状態であったので関わろうと声かけしても「自分で行く」とそっぽを向き，下着の交換を促しても手を払いのけるなど介護がうまく届かなかった．入居から 1 週間目のカンファレンスでは，排泄介助がうまくいかないことに対しての検討が中心になった．介護職員は「やはり病院と同じで関わりが難しい人だ」と判断していた．

情報から考えられることを整理，背景を探る

・失禁があるのは何か疾患が隠れているのではないか？⇒入院中に泌尿器科受診したが所見はなかった．

・脳梗塞後遺症により排尿感覚が鈍く尿意がわかりにくいのではないか？⇒神経内科での所見はない．

・尿意はわかっていても動き出しに手間がかかり，そのうちに漏れてしまうのではないか？⇒機能性尿失禁の可能性がある．

・排尿を失敗してしまったことを恥ずかしく思い，介護を拒んでしまうのではないか？

・性格的なことから下着の交換がめんどうなのではないか？

20 ● 認知症の方への排泄ケア

・そもそも尿意はないのではないか？⇒関わっている職員が気づいていることを寄せ合い，原因や背景を考える
・63歳と若年であるため，年齢の近い介護職員から「自分のこととして考えると若い介護職員に排泄の支援をされるのはやはり抵抗があるだろうな」とFさんの思いを推し量るとやるせない気持ちがわかるような気がするといった意見も出されていた．

　話し合いの結果，ズボンや下着が濡れていることは本人にとっても快適ではないだろう，汚染された下着を身に着けていることで保清ができず，そのまま放置すると体の冷えにつながったり，感染症の発症にもつながるなどの意見が出され，もう一度原点に戻って先入観を取り払い，アセスメントをやり直すこととした．

　ここで一番大切にしたことは，認知症があってもわかることもある，自分で決められることもあるという，当たり前のことであった．

まず，本人に聞いてみる

　脳血管性認知症の診断があり，記憶障害もあるが，日常生活の様々な場面においてFさんは理解されていることも多くあり，時間はかかるけれどしっかりと自分の意思を表出している場面があることに介護職員は観察から気づいていた．「関わりを拒まれる」という結果から「介護しにくい人」というイメージをもってしまって関わりにくいと判断してしまっていたのではないか？という振り返りから，今の状況について本人がどのように考えているか聞いてみた．

　構語障害のあるFさんは零れるよだれを首に巻いたタオルでぬぐいながら，ゆっくりと言葉をつなぎ話してくださった．

「尿意はある，わかっている」⇒主観的事実
「トイレに行こうと動き出すと紙パンツの中に少し出てしまう」⇒腹圧性尿失禁の可能性
「右手足が不自由なので下着を下ろす時に身体を左手で支えると十分下ろせない」⇒機能性尿失禁の可能性とともに右片麻痺があるための生活機能障害
「排尿すると一部が下着やズボンにかかってしまう」⇒結果は尿失禁
　専門職はこの部分だけをとらえて介入しようとしていたため，現在行っ

205

ている関わりも，いかに衣服を汚染せず排尿していただくかを目的として定期的にトイレに誘って衣服の着脱を支援するというものになっていた．
「濡れていることはわかっているが，手の届くところに交換するパンツがない」⇒自立を促す環境整備の必要性

　排泄に伴う自身の行動についてしっかりと話された上に自分自身の気持ちや考え，実は関わる専門職の姿勢に課題があったのではないか？という話もしてくださった．
「1人暮らしに限界を感じていたのでここに入れると聞いた時は安心した」⇒本人の納得と今後の安心の提供
「ここの人たちは「ご飯」「トイレ」「お風呂」のことしか言わない」⇒関わる人の姿勢や態度を対象者はどう見ているのかと気づかされる言葉

　そして筆者らが「排泄ケアを拒む困った人」と捉えていたことを覆すような人生の出来事もぽつりぽつりと話された．「飲食店では以前は店長をしていた．従業員をたくさん雇って，寝る間も惜しんで働いた」「店長として勤めていた時が一番やりがいを感じていた」「働いていた時から右半身の動きが悪くトイレ動作で失敗があった」「家に帰っても入浴，洗濯などがだんだんできなくなっていた」その結果「解雇になってしまった時は本当につらかった」

　排泄の失敗から飲食店を解雇されたFさんは，実は長年そのお店で働き一時は店長まで勤め上げた立派な方だった．その当時のことを話すFさんの表情は大変輝いており，凛とした姿勢で「当時は忙しく大変だったけれど，とてもやりがいを感じていた」と話してくださった．排泄の失敗をする人は飲食店を解雇されても当たり前！と考えていた私たちはFさんの人生の歴史の中で，その飲食店での出来事が一番輝いていた時なのだと教えていただくことができた．

　認知症をもちながら生活するFさん本人に聞きながら，私たちは今まで実施していた排泄ケアが的外れであったと振り返り，これからの関わり方についてどうすればいいのかを，Fさんに相談した．

Fさんとの話し合いの結果，生まれた新たな関わり

　尿意があるけれど下着がうまく下ろせないのなら，その部分をお手伝いさせてくださいとケアを提案したところ，Fさんは「それはうれしい．で

も何度も言われるのは困る．自分がトイレに行く時に来てほしい」と希望された．

そこで，「概ね時間を約束しませんか？」と認知症の方に直接相談して決定するという，自己決定を支える支援を行った．

スタッフの声のかけ方が「トイレ行きませんか？」から「約束の時間です．お手伝いに来ました」に変化すると，Fさんも「ありがとう」「助かるわ」と，ぎこちない笑顔を返してくださるようになった．

排泄は尿意を催してからトイレで排泄し，元の場所に戻るまでに様々な行動が重なり合うことで実行できる生活行為である．私たちは「失禁」という事実を発見すると結果だけを見て判断し，紙おむつの提供やポータブルトイレの準備といった手順に入ってしまうが，その行動を今一度丁寧に見ていくと，排泄行動のどの部分でつまずき，失敗につながっているのかが見えてくる．そのつまずきの少し手前で，人に配慮しながら手を差し伸べることで，もしかしたら排泄行動の自立が目指せるかもしれない．

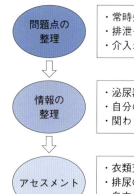

図20-1　事例1のまとめ

Ⅲ ● 排泄ケアに関する知識と技術

事例2　アルツハイマー型認知症　84歳　男性
汚れた紙パンツを脱いで回っている洗濯機に入れる

　Aさんは妻と2人暮らしをしながら小規模多機能型居宅介護サービスを受けていた．トイレに行かないということが妻の一番の悩みだったが，幸い紙パンツの着用ができていたので起床時と就寝時の着替えの時に新しい紙パンツに履き替えることで対応できていた．

　Aさんは認知症を発症してから5年が経過しており，今では妻のことは認識はされているが名前は言えなくなっており，離れて暮らす息子や孫のことはもう誰なのかがわからない状態になっていた（記憶障害と人物の見当識障害）．しかし社会性が高く保持されており，その場の会話は上手に合わせられるので，家族はこれがアルツハイマー型認知症の症状なのだというサービス事業所の職員の説明に納得しながら介護をされていた．

　現在に至るまでには，大好きな畑仕事がうまくできなくなりイライラして鍬を妻に振りかざして「どうしてこんななってしまったのか？」と怒りをぶつけることもあった（本人に自覚がある）．車の車庫入れがうまくできなくなりぶつけてしまい（空間認知障害），家族や医師から運転をやめるようにアドバイスされた時には，気持ちが落ち着かず家を飛び出して帰れなくなってしまう（一般に徘徊といわれている）など様々なことを乗り越えてこられていた．

　最近Aさんは妻と喧嘩が絶えなくなっていた．喧嘩といってもAさんは最近，言葉の数もずいぶんと減少し「うるさい！」「あっちに行け！」などの決まりきった言葉での応戦がやっとの状態になっていた．妻のイライラがピークに達している理由は，トイレの場所がわからず失禁していた状況を今までは助けてくれていた紙パンツだった．排泄の道具として上手に利用できていた紙パンツを，最近Aさんは自分で脱いで小さくちぎって部屋中にばらまいたり，時には回っている洗濯機に入れたりする行為が始まった．妻はもともときれい好きで何事もきっちりとしないと気が済まない方だった．最初は何かわからなかったけれど，洗濯機に紙パンツがバラバラになって入っていることに気づいた時には怒りが爆発したと話された．このことについては汚れた紙パンツを自分で脱ぐという行為ができていること（手続き記憶が残されている）に目を向けていただき，脱いだ紙

パンツを捨てる場所を一緒に考えた．まずベッドのすぐそばにバケツを置くようにした．

しかし，私たちにとっては合理的な方法であっても，アルツハイマー型認知症の方は新しいことを記憶することが苦手である．今までにしていなかった行動をしていただこうとしてもＡさんはなかなか思うようにはしてくださらなかった．また，洗濯機に「洗濯中」の貼り紙をしても全く効果がなく，意味の理解と行動が結びついていないようであった．

認知症の方の困った行動に出会った時に，私たちはその行動をやめさせようと考えが働いてしまうので，対処的にしか関わり方が考えられないのは，介護専門職でも看護の現場でも非常によくあることである．そこで，すぐには改善しないかもしれないけれど妻にＡさんの行動を観察していただくようにした．すると，濡れた紙パンツを脱いで洗濯機に入れる時にＡさんは必ず洗濯機の蓋を開けて中を覗き込む動作をされていることがわかった．そして紙パンツをポイっと入れるのである．

このことについてＡさんに尋ねることにした．

本人に聞いてみる

スタッフ：Ａさん，洗濯物はいつもどうされていますか？

Ａさん：洗濯機に入れるよ．

スタッフ：洗濯機が動いている時に入れるとしっかり洗えないのではないですか？

Ａさん：そうだよ，そんな当たり前のことわかってるよ！洗濯機が動いていない時に入れているよ．

スタッフ：？？？（Ａさんは動いている洗濯機に洗濯物は入れてはいけないと理解しているんだ，なのになぜ入れるのだろう？）

スタッフ：では，洗濯機が動いていたらどうするんですか？

Ａさん：バケツに入れておくんだ．

スタッフ：ん～？（ちぐはぐだなぁ？やはり認知機能低下による行為なのか？）

そこで実際にＡさん宅の洗濯機を見てみることとした．するとＡさん宅の洗濯機は洗濯中に蓋を開けるとすぐに動きが停止するタイプということが判明し，Ａさんのおっしゃっていることが理解できた．そして「洗濯

中」の文字はAさんには意味がわかりにくくなっているようだったので，「今，動いています」の貼り紙に変更するとAさんは洗濯機の蓋を開けることもせずに左右を見渡し，そこにあるバケツに当たり前のように紙パンツを入れたのである．

このような関わりから，紙パンツはAさんにとっては大切な下着で，汚したら洗濯機に入れて洗濯するという当たり前の行為をされていたと理解できた．ただ，認知症という疾患があるがゆえに，関わる私たちがすべての行為を認知症と結び付けて結論づけ「困った行動」を作り上げているのだということにも気づかされた事例であった．

Aさんの場合，妻の気持ちに配慮しながら，まずは妻が困っていることへの対処的な方法も実施しつつ，妻にAさんの行動を観察していただくことで行動の意味を一緒に考えることができた．そばにいる家族だからこそできる日常の観察であり，そこからケアのヒントが生まれ，ともにケアの創造者として協働することの大切さと，うまくケアできた時の喜びを共有することで在宅介護の限界が少し先に延びていくのではないだろうか？

事例3　前頭側頭葉認知症　79歳　女性
排泄行動を繰り返し終わらない

Kさんは息子夫婦と同居されているが，自宅で夜間のポータブルトイレの移動で転倒，頸椎骨折のため入院，約1か月の絶対安静後，後遺障害もなく経過していた．しかし，トイレ歩行の許可が出てからKさんは病院の看護師たちの中で大変困った人となってしまった．

尿意があるとナースコールがあり，看護師はトイレに付き添うが，排泄が終わってふき取りをしたと思ったらまた便座に座り腹圧をかける．「まだ出るのですか？」「もう終わりましたよ」と言うと一旦立ち上がりふき取り，終わったかと思うとまた座りこむ．転倒リスクがあるので看護師はその場を離れることができない．泌尿器科に受診したが残尿等もないとのことだった．看護師は，この行為は前頭葉萎縮のための常同行動なのかと理解したが，特別な手立てはなく「認知症だから仕方ない」と判断．転倒リスクがあるが看護師が長時間トイレには付き添えないということでテープ止め紙おむつでの排泄となった．退院となった際にも，看護師は「認知

症による繰り返し行動のため排泄の一連の行動が終わらない．したがっておむつの中で排泄することが在宅生活では最善と考える」と家族に引き継いだ．

　自宅に戻るとKさんは住み慣れた場所なので，とても自然にトイレに行こうとされた．家族がおむつの中にしてほしいと話してもまっすぐにトイレを目指した．非常に不安定な歩行なので転倒する可能性があり必ず付き添いが必要だった．しかし，トイレに入っても病院と同じ行動になり一定時間腹圧を加えては立ち上がり，ふき取り，また座る，といった行動を繰り返された．家族がこの繰り返しにいら立ち，無理やり下着を上げて半ば強引にトイレから引っ張り出すと，本人の形相は一瞬にして変わり大きな声を出して抵抗された．時には手を振りかざすこともあったという．このようなことが昼夜を問わずやってくるので，家族は落ち着いて寝る時間もなく疲れ切っていた．以前使っていたポータブルトイレを準備したが，同じ行為の繰り返しには変化がなく，付き添っていないとふらつき転倒する可能性も同じだった．

　日常生活を観察していると同じ行為の繰り返しは排泄だけではなく，洗面，歯磨き，手洗い等にもみられていた．前頭葉タイプの認知症の方の症状として常同行動はあるが，根気よく行動に働きかけることで，よい行動に変えていくことができるのではないか？とご家族と話し合い，ケアの方法を考えることとした．またこの時，家族と一緒に考えること，一方的に方法を押し付けず，どのようなことならできるのかを話し合うように心がけた．

　家族は「また始まった」「早く終わってほしい」という気持ちが常に頭の中にあり，一連の動作が終わると繰り返そうとされる動作を中断させるような働きかけをして，Kさんの怒りに火をつけていた．これは専門職にも言えることで，実際に入院中も看護師が排泄が終わったにもかかわらず，また下着を下げようとするKさんの行動を止めたところ手を振りかざして怒ったということも聞いていた．そこで無理やり行動を止めるのではなく，今，何をしているのかを確認することで刺激を与えてみるという方法をとってみた．

　トイレに座る，排尿する（ここには問題はない），紙をとって後始末．「終

わりましたね，すっきり出ました？」下着，ズボンを上げる．「きっちり
上がってますね」次にしっかりと目を見てこちらを見ていただき「終わり
ましたね！お疲れさま，部屋に戻りましょうか？」と言い，無理やり引っ
張ったりせずに動きを待つ．

　この一連の関わりを息子夫婦，夜間には孫にも協力していただきながら
2週間行うことにした．

2週間継続した結果

　Kさんはこの間でトイレへ行く足取りもずいぶんとしっかりし，手すり
等を使って安定してトイレに行くことができ，一連の動作の終わりにやさ
しく「終わりましたよ，すっきりしましたね，部屋に戻りましょう」と家
族に言われると素直にうなずき自ら行動を終えることができるようになっ
た．洗面等の行動に関しても同じように「終わりましたよ」と声をかける
ことで安心して次の行動に移ることができるようになっていった．

　Kさんへの関わりは今までと何が違ったのだろうか？病院の看護師も，家族
も「また繰り返す」「早く終わってほしい」「いつまでするの？」と，どちらか
というと面倒で，うっとおしいと思いながら関わっていたので，その声のトー
ンにはいら立ちの感情が入っていたのかもしれない．同じ声かけであっても，
落ち着いて，目を見て，認知症の人のペースに合わせて声をかけることでコミュ
ニケーションのチャンネルが合い，よい刺激の方向に行動が促されたのではな
いだろうか？前頭葉側頭葉タイプの認知症の方の特徴として「我が道を行く」
という，こだわりの強い行動を示す方や，同じ行動を繰り返してしまう方もい
るが，その行動の変化に介入できないのかといえば決してそうではないと考え
る．基本的なコミュニケーションをしっかりと丁寧に取り，よい行動へ変化さ
せる関わりを周りの方みんなで力を合わせて実行することで，Kさんのように
変化することも十分ある．

事例4　レビー小体型認知症　85歳　女性
トイレから何か出てくるので失禁につながってしまう

　Yさんは長くパーキンソン病と診断されて治療をしていたが，5年ほど
前から記憶があいまいになっていることや集中力がない，転倒を繰り返す
などの症状により認知症専門医を受診した結果，レビー小体型認知症の診

断を受けた．最近家族は，Yさんのはっきりと見える幻視に悩んでいた．ベッドサイドに蛇がいたり，夜中に赤いスカートの女の子が部屋に入ってきたということもあった．疾患の症状として受け止めてはいたが，あまりにもリアルなので気味悪く，時には介護が嫌になることもあったという．

　Yさんにはパーキンソン様症状，経過の中での記憶障害，集中力が続かない，転倒の繰り返し，リアルな幻視など多くの症状があったが，幻視に関しては「疾患の症状」だから「あなたには見えるが私には見えない」と否定せず受容の姿勢を示し，その上で何が困るのかと確認することから始めてみた．Yさんはしっかりと理解され，周りの人に見えないのに自分に見えるということについても「そうらしいわね」と上手に受け入れることができていた．

　ところが最近，トイレの便座に座ろうとすると便器の中から人の手のようなものが見えるのが怖くて行けない，と失禁されるようになった．家族が一緒に行って確認するが，事実ではない．ポータブルトイレを提案したが，家族と同じ部屋で過ごされており食事も皆とその部屋でされるため置き場所もなく，何より本人がトイレでしたいと希望されていた．そこでYさん本人にどうしたらいいのか尋ねることにした．

本人に聞いてみる

Yさん：便器の中に人の手が見える．怖くて座れない．トイレの中で失禁している．

スタッフ：どうしたらいいでしょうね？

Yさん：ほかの人には見えないのよね．私にはいつも見えるのよ．

スタッフ：見えている手は何かしてくるのですか？

Yさん：…何もしてこないけど…，見えるから怖いの．

スタッフ：見えるのがKさんの病気の症状なので，見えないようにすることは難しいですね．

Yさん：そう，病気だから見えるのね．

スタッフ：見えていても何もしてこない手なら，ちょっと距離があればどうでしょう？具体的には補高便座で座る位置を高くしてみるとか？

Yさん：そんなことができるの？

213

Ⅲ ● 排泄ケアに関する知識と技術

補高便座を設置した結果

　Ｙさんはトイレに入り，便座を覗き込み「あら？見えないわ！」と不思議がっていた．最初は怖そうにしていたが，ゆっくりとおしりを下ろして排泄することができた．もともとの便座はずいぶん前に設置されたもので少し低めだったので，補高便座の高さが加わってもＹさんは足をしっかりと床につけることもできていた．

　Ｙさんの場合，疾患による幻視でトイレでの排泄に困難をきたしていた．尿意もあり，トイレにも行くのだけれど，失禁という結果につながっていた．多くの家族，専門職も幻視が症状の一つだと理解し受け止めてはいても，具体的にどのように対応したらいいのか困ってしまい，次の手立てができずにいることもよくある．とりあえず，安心してもらうような声をかけたり，やんわりと否定したりといった対応に終始することが少なくないだろう．しかし，今回の事例のように，本人にしっかりと症状について話を聞き，受け止め，どのように関わればいいかについて話し合うことで，本人自身も病気と向き合い，折り合いをつけていく力を自ら引き出していくのかもしれない．

　その後，Ｙさんの幻視は様々に形を変えて出現し，家族とＹさん自身を悩ませるが，その都度話し合い，その時一番いいと考える方法を一緒に探ることで，乗り越えることができている．

　認知症をもちながら生活する方を支える時，「わからない人」「できない人」という考えで介入を始めると大きな間違いを起こしてしまう．確かに「わからないことが増えて，できにくくなる，間違ったことをしてしまう」という事実もあるが，それは残されている認知機能を使って理解し，判断し，行動した結果であると見方を変えることが重要ではないだろうか？疾患別に4事例紹介したが，どの疾患であっても，「人として生きてきた，今を一生懸命生きている」ということを常に心にとめ，わからない人ではなく，認知症という疾患をもちながら生活する1人の人として，尊重して向き合うことで，目に見えている困難さの解決の糸口が見えてくるかもしれない．

　紹介した4事例は明らかな泌尿器疾患をもつ認知症患者ではなく，排泄にまつわる生活の困難さに対して丁寧に向き合った結果，困った行動の意味や理由を推測できた事例である．パーソンセンタードケアの基本姿勢である「その人

を1人の人として尊重する」ことを念頭に，本人に「聞いてみる」「相談してみる」「行動を観察する」「その人に起こっていることを認める」ことを大切にした結果，変化をもたらすこととなった．多くの専門職は認知症の知識はもっているが，その知識を認知症をもちながら暮らす人（家族）の「暮らしやすさ」につながるように，生かすことができていない現実の中で，今一度，人生を精いっぱい生きている方として見る視点と，認知症という疾患をしっかりと理解する視点，その両方に目を向けられる専門職でありたい．

　認知症の人を「わからない人」「できない人」「何も言えない人」と決めつけないで，その人の言葉に耳を傾け，気持ちや思いを話してもらえるように向き合う姿勢をもつこと，聴こうとすることから始めることが大切だと考える．

文　献

1) Kitwood T：Dementia Reconsidered：the person comes first. Open University press, 1997.
トム・キットウッド（高橋誠一訳）：認知症のパーソンセンタードケア．クリエイツかもがわ，2017（筒井書房 2005 年の復刊）．

〔西村優子〕

あとがき

　私は排泄用具の情報館を開設して排泄トラブルの相談を受けています．むつき庵と名付けられたその場所には 400 点のおむつ類はじめ排泄用具が 850 点ほど展示されています．おむつを数多く展示しているのは，決しておむつを紹介したいからではありません．おむつにまつわるトラブルが多いにもかかわらず，常に対処療法的な対策しかなされておらず，ケアをする人も受ける人も厳しい状況になっていることが多いからです．

　脊髄損傷の患者さんをケアしているヘルパーさんから，「おむつから尿が漏れて困っています」という相談を受けたことがありますが，相談者には膀胱の状態や残尿といった視点が全くありませんでした．また看護師さんから仙骨部に褥瘡がある患者さんのおむつのことで相談があり，「その褥瘡は重ねたおむつも一因」と感じました．相談を受けるたびに，医療職も介護職も互いの知識がある程度は必要ではないかと感じてきました．それが身体の回復につながるからです．

　その点からも医療の知識と介護の知識が盛り込まれた本書に声を掛けていただいたとき，こんな書籍を望んでいたのだと嬉しくなりました．本書が病を抱えて暮らす方やその方にかかわる方々の，状況をより良く変える一端を担えれば幸いです．

　以前より願っていた本に，編者として関わらせていただけたのは光栄なことです．このような機会を与えていただいた島﨑亮司先生，また執筆を引き受けてくださった各先生方，編集作業にあたってくださった佃和雅子さん，伊藤毅さんに心よりお礼を申します．

2018 年 3 月

浜田きよ子

索　引

数字・外国語

■ 数字 ■

1回尿量　27
1日水分量　27
1日尿量　27, 75
2way バルーンカテーテル　104
3way バルーンカテーテル　104
3way 尿道カテーテル　111
5α 還元酵素阻害薬　124

■ ギリシャ文字 ■

α_1 遮断薬　59, 124
α 刺激薬　120
α 遮断薬　120
β_3 作動薬　60, 126
β 刺激薬　121
β 遮断薬　120

■ A ■

active surveillance (AS)　101

■ B ■

BCG 膀胱内注入療法　99

■ C ■

catheter-associated urinary tract infection (CA-UTI)　54, 89
clean intermittent catheterization (CIC)　22, 35

■ D ■

de-escalation　88
definitive therapy　88

detrusor hyperactivity with impaired contractility (DHIC)　57
detrusor sphincter dyssynergia (DSD)　72
DIB キャップ　32
DIB マイセルフカテーテル　36

■ G ■

GC 療法　99
Gerota 筋膜　42

■ I ■

ice-water test　61
interdisciplinary team model　142
International Prostate Symptom Score (IPSS)　128

■ L ■

LHRH アゴニスト　102
lower urinary tract symptom (LUTS)　119

■ M ■

mTOR 阻害薬　97
multidisciplinary team model　142
MVAC 療法　99

■ O ■

Overactive Bladder Symptom Score (OABSS)　128

■ P ■

PDE5 阻害薬　59, 124
PSA 監視療法　101

■ S ■

SGLT2 阻害薬　71
skeletal related event (SRE)　103
sleep apnea syndrome (SAS)　73

■ T ■

transdisciplinary team model　142
transurethral resection of the bladder tumor (TUR-Bt)　98

■ U ■

uro sepsis　83

■ V ■

VEGFR-TKI　96
Von Hippel-Lindau (VHL)　95

日本語

■ あ ■

アーテン（**トリヘキシフェニジル**） 22
アームサポート 9
アイソカル 139
アセスメント 200, 205
　——シート 6
アボルブ（**デュタステリド**）
　59, 64, 124
アミティーザ（**ルビプロストン**） 134
アミトリプチリン 127
新たな関わり 206
アリルエストレノール 124
アルツハイマー型認知症 203

■ い ■

医原性尿道下裂 30
移乗 9, 153
移乗動作 161
依存傾向 162
一緒に考える 211
溢流性尿失禁 62, 68, 193
溢流性便失禁 11
移動 161
　——・移乗用具 168
イプラグリフロジン 71
イミダフェナシン 77, 79, 125
イミプラミン 127
医療スタッフ 4
医療ソーシャルワーカー 204
医療的側面 2
医療倫理の四分割法 116
胃瘻 184
陰部洗浄 20, 196

■ う ■

ウブレチド（**ジスチグミン**）
　79, 127
ウラピジル 124

ウリトス（**イミダフェナシン**）
　77, 79, 125
ウロセプシス 88

■ え ■

エアーマットレス 8
栄養補助食品 145
エスゾピクロン 80
エブランチル（**ウラピジル**）
　124
エベロリムス 97
嚥下 7
　——機能 8
円背 183
塩類下剤 133

■ お ■

オイル成分の清浄剤 197
オキシブチニン 60, 79, 125
汚臭 176
オピオイド 112, 119
おむつ 6
　——かぶれ 193
　——のあて方 190
　——の選び方 6
　——の重ね使い 20
　——の使い方 11
　——の見直し 191
　——フィッター 148

■ か ■

ガァーガム 139
外陰部性器 56
解決の糸口 214
介護支援専門員 145
介護福祉士 152
介護負担軽減
　20, 22, 156, 168
介護ベッドの床幅 164
介護保険 153, 204
　——でレンタル 176
　——の特定福祉用具 176
介助バー 167

介助量の軽減 191
外尿道括約筋 57
開放型病床 147
化学的な刺激 196
過活動膀胱 60, 70, 71, 124
　——症状スコア 128
過剰緊張 192
臥床姿勢 163
過剰な介助 162
仮説 11
活動量の増加 191
カテーテル関連尿路感染 54
　——症 89
カテーテルフリー 63
カテーテル閉塞 49
ガニ股状態 155
下部尿路機能 61
下部尿路症状 108, 119
下部尿路閉塞 56, 82, 87
かゆみ 196, 200
身体づくり 191
環境整備 206
環境調整 161
間欠式バルーンカテーテル
　36
患者中心の医療の方法 116
関節の運動不全 192
関節の自由な動き 190
感染徴候 196
浣腸 139

■ き ■

記憶障害 208, 213
起居 161
　——動作 153, 183
機能障害 191
機能性尿失禁
　23, 24, 193, 205
希望 6
気持ち 180
逆流防止機能付きの尿器 173
逆行性上部尿路感染 42
吸引機 170

220

索　引

急性前立腺炎　61
仰臥位　8
協働　210
筋緊張　169

■　く　■

空間認知障害　208
クレンブテロール　127
クロルマジノン　124

■　け　■

ケアの実際　200
ケアマネジャー　6
経管栄養　138
経口補水液　145
軽失禁パッド　187
軽失禁パンツ　187
経腸栄養剤　200
頸椎骨折　210
経尿道的尿管ステント留置術
　105
経尿道的膀胱腫瘍切除術　98
結石形成　30
血尿　110
蹴込み　168
原因　11
原因をさぐる　200
幻視　213
見当識障害　208

■　こ　■

抗アンドロゲン薬　102
抗うつ薬　121
構語障害　204
抗コリン薬
　59, 60, 121, 125, 126
拘縮　192
抗精神病薬　121
抗てんかん薬　121
行動の意味　210
行動を観察　210, 215
抗パーキンソン薬　121
抗ヒスタミン薬　121

抗不安薬　122
後腹膜腔　42, 50
後腹膜線維症　105
抗ムスカリン薬　125
肛門直腸角　163
高齢者排尿障害マニュアル
　28
誤嚥　192
股関節の動き　183
国際禁制学会　193
国際前立腺症状スコア　128
腰の痛み　158
牛車腎気丸　60
骨関連事象　103
骨盤後傾　155, 183
骨盤底筋群　56
骨盤内臓器　56
骨盤の後傾　183
固定液　43, 51
固定テープ　44
固定部位　51
困った行動　210
こまめな換気　179
混合性尿失禁　60, 193

■　さ　■

細菌性前立腺炎　48
座位姿勢　155
砕石位　33
在宅医療　2
　――独自の視点　4
　――の目的　3, 4
在宅生活の継続　191
在宅要介護高齢者　22
サイトカイン療法　96
採尿器　174
差し込み便器　175
サフィードネラトンカテーテル
　36
ザルティア（**タダラフィル**）
　59, 124
酸化マグネシウム
　10, 133, 134

残尿　72, 153
　――測定　25, 60, 65, 90,
　143
　――量　25
サンファイバー　139

■　し　■

子宮頸癌　104
刺激性下剤　133
自己決定　207
事故抜去　43
ジスチグミン　79, 127
姿勢　179
　――管理　192
　――変換　191
視線　179
自然な排泄様式　191
下着の交換　204
失禁のパターン　194
実践知　203
自動採尿器　176
自動排泄処理装置　177
尿瓶　156
臭気　179
重心の移動　162
羞恥心　161
集尿器　153
集尿袋　50
主観的事実　205
主治医　9
腫脹　196
出血性膀胱炎　111
受容の姿勢　213
消化酵素　196
小規模多機能型居宅介護サービ
　ス　208
焦点治療 Focal therapy　101
常同行動　211
上部尿路障害　68
上部尿路閉塞　108
静脈内留置用サーフロー　50
蒸留水　43
食事姿勢　10

221

食事摂取量 11
触診残尿検査 76
褥瘡 184, 192
——周囲の浸軟 201
食物繊維 131, 137
シロドシン 59, 64, 124
腎盂 39
——腎炎 46, 87
——洗浄 44
——尿管移行部狭窄症 40
——バルーンカテーテル 41
腎癌 94
神経因性膀胱 21, 48, 61
人工呼吸器 170
腎後性腎不全 109
親水性コーティング 37
腎前性腎不全 109
身体の筋緊張 192
浸透圧性の下痢 138
腎動脈塞栓 97
浸軟 201
腎瘻 39, 104, 105

■ す ■

水腎症 68, 104
水分摂取量 24, 153
睡眠時無呼吸 70
——症候群 73
睡眠障害 70
水様便 196
スーグラ (**イプラグリフロジ
ン**) 71
スキンケア 10, 44, 193
ステープラ (**イミダフェナシ
ン**) 77, 79, 125
スニチニブ 96
スピーディカテ 36
スピロペント (**クレンブテロー
ル**) 127

■ せ ■

背上げ機能 165

生活障害 203
生活的側面 2
生活リズム 4
生活歴 8
性器脱 56
清潔間欠自己導尿 62, 178
清潔間欠導尿 22, 35, 114, 143
精巣上体炎 54
脊髄損傷 178
切迫性尿失禁 60, 62, 193
セフティカテ 36
セルフカテ 36
前傾姿勢 162
仙骨・尾骨部褥瘡 201
仙骨部の赤み 158
洗浄剤 194
仙髄排尿中枢 57
前頭側頭型認知症 203, 210
前頭葉萎縮 210
全日多尿 70
センノシド 7, 10, 134
せん妄 24
前立腺癌 48, 61, 101
前立腺肥大症 58, 70, 122

■ そ ■

相談 215
その人らしく生きるための支援 4
ソラフェニブ 96
ソリフェナシン 60, 79, 125
ゾルピデム 80
尊重 214

■ た ■

大建中湯 134
大腸癌 104
大腸刺激性下剤 7, 8, 11
高さ調整機能 165
多職種連携 141
正しいおむつのあて方 6, 190
タダラフィル 59, 124

縦長の亀裂状の傷 185
多尿 27
ダパグリフロジン 71
タムスロシン 59, 124
多様な調整機能 167
端座位 6, 8
——保持具 157
炭酸水素ナトリウム 134
単純性膀胱炎 86
担当者会議 184

■ ち ■

蓄尿機能 57
蓄尿障害 2
蓄尿症状 60
超高齢社会 152
直腸 7, 10, 11
——肛門角 139
猪苓湯 60
鎮咳薬 121

■ て ■

低圧膀胱 64
デイサービス 8
泥状便 196
テープ止め紙おむつ 9, 11, 182, 186, 187
摘便 10, 139, 201
手すり 167
手続き記憶 208
デトルシトール (**トルテロジ
ン**) 125
テムシロリムス 97
デュタステリド 59, 64, 124
テレミンソフト (**ビサコジル**) 134
転倒防止 169

■ と ■

疼痛 196
糖尿病 71
導尿用のカテーテル 30
特殊な排泄インナー 188

索　引

特大パッド　186
特別養護老人ホーム　204
トビエース（**フェソテロジン**）
　79, 125
トフラニール（**イミプラミン**）
　127
トリプタノール（**アミトリプチ
リン**）　127
トリヘキシフェニジル　22
トルテロジン　125

■　な　■

内外尿道括約筋　57
内尿道括約筋　57
ナフトピジル　59, 124
軟便　200
　──パッド　188

■　に　■

肉眼的血尿　75
二次感染の予防　194, 196
二次障害　191
日常生活活動　161
二分脊椎　37
尿意切迫感　60
尿管癌　40
尿管結石　40
尿管ステント　105
尿管皮膚瘻　40
尿器ホルダー　174
尿失禁　62, 141, 193
尿道括約筋協調不全　62
尿道括約筋の緊張　33
尿道損傷　30
尿道皮膚瘻　30
尿道留置カテーテル
　2, 21, 48, 114
　──を抜く　4
尿道留置用のカテーテル　30
尿パッド　182
　──の厚み　155
　──の重ね使い　184
尿閉　64

尿閉管理　61
尿漏れ　182
尿路カテーテルの抜去　63
尿路感染症　2, 82
尿路管理　4
尿路原生敗血症　88
尿路変向　109
　──術　39, 48, 147
認知機能　203
　──の低下　6
認知症　203
　──の人のペース　212

■　ぬ　■

布のホルダーパンツ
　9, 158, 185

■　ね　■

ネオキシ（**オキシブチニン**）テー
プ　60, 79, 125
寝返り　180
　──を打ちやすい幅や空間
　165
熱感　196
ネラトンカテーテル
　36, 45, 53

■　の　■

脳血管障害　37
脳血管性認知症　203
濃縮尿　153
望ましい死　115

■　は　■

パーキンソン様症状　213
パーセリン（**アリルエストレ
ノール**）　124
パーソンセンタードケア　203
徘徊　208
背景を探る　204
排出機能　57
排泄アウター　9, 185
排泄インナー　185

排泄介護　25
排泄介助　204
排泄環境　161
排泄機能指導士　148
排泄ケア　4
　──の基盤　191
排泄姿勢　11
排泄時に体を動かす　181
排泄物の付着　197
排尿感覚　204
排尿関連行為　73
排尿機能検査士　148
排尿筋・括約筋協調不全　72
排尿障害　2, 56
排尿自立指導料　35, 148
排尿日誌　26, 69, 74, 90,
　143, 194
排膿　196
排便姿勢　163
排便日誌　26
廃用性二次障害　191
廃用性の変化　162
バップフォー（**プロピベリン**）
　60, 79, 125
バルーンカテーテルの固定
　32
ハルナール（**タムスロシン**）
　59, 124
パンツ型紙おむつ　186
　──用パッド　186

■　ひ　■

ピコスルファート　134
膝上げ機能　165
ビサコジル　134
ピッグテイルカテーテル　41
皮膚ケアの実践　194
皮膚障害　193, 197
皮膚トラブル　193
　──ケア　196
　──ケアの目標　194
皮膚のバリア機能　194, 196

223

皮膚・排泄ケア認定看護師
 148
皮膚・被膜剤 194
費用負担 25
びらん 196
頻回の洗浄 197

■ ふ ■

フェソテロジン 79, 125
フォシーガ（**ダパグリフロジ
ン**）71
腹圧性尿失禁 193, 205
複雑性腎盂腎炎 88
複雑性膀胱炎 87
福祉用具 8
　——専門相談員
　9, 146, 154
　——の適用 154
　——プランナー 146, 154
服薬管理 27
不適切な水分摂取 24
不眠 73
不用意なおむつの使用 20
ブラダロン（**フラボキサート**）
 127
ブラッダースキャン 68, 90
フラットシート 183
　——の弊害 189
フラボキサート 127
ブリストルスケール 7, 9, 131
フリバス（**ナフトピジル**）
 59, 124
不良な臥位姿勢 184
不良な座位姿勢 184
不良な立位姿勢 184
プルゼニド（**センノシド**）
 7, 10, 134
プレガバリン 119
プロスタール（**クロルマジノ
ン**）124
プロピベリン 60, 79, 125
分子標的薬 95, 96

■ へ ■

ベサコリン（**ベタネコール**）
 64
ベシケア（**ソリフェナシン**）
 60, 79, 125
ベタニス（**ミラベグロン**）
 60, 79, 125
ベタネコール 64
ベッド 164
　——の長さ 164
　——の配置 169
変形 192
便失禁 196
便性調節 201
ベンゾジアゼピン系薬 121
便秘 7, 60, 70

■ ほ ■

包括的な排尿ケア 35
膀胱炎 70
膀胱癌 40, 98
膀胱機能の低下 2
膀胱けいれん 112
膀胱結石 61
膀胱腫瘍 61
膀胱洗浄 32, 34, 52, 54
膀胱脱 56
膀胱タンポナーデ 104, 111
膀胱痛 49
膀胱内圧 57
膀胱尿管逆流現象 82
膀胱尿道機能障害 153
膀胱部痛 112
膀胱平滑筋 57
膀胱容量減少 70
膀胱瘤 56
膀胱瘻 40, 48, 62
　——クランプ 65
　——造設 50
放射線膀胱炎 106
訪問介護員 146
訪問看護 8

訪問看護師 142
訪問入浴 170
ポータブル超音波診断装置
 68
ポータブルトイレ
 9, 10, 113, 156, 167
　——の名称と役割 168
　——用の消臭剤 179
ボード 168
補高便座 213
ポジショニング 166
　——ピロー 166
発赤 196, 200
ポラキス（**オキシブチニン**）
 79, 125
ポリファーマシー 127
ホルダーパンツ 114
本人に聞いてみる 213

■ ま ■

マイスリー（**ゾルピデム**）80
前開き下着 173, 174
前開きのズボン 173, 174
間違った介助 185
マットレス 166
マレコー（マレコット型）カテー
テル 41
慢性腎臓病 71
慢性尿路感染状態 43, 50

■ み ■

ミキサー食 7, 10
ミラベグロン 60, 79, 125
ミルキング 52, 53

■ む ■

無症候性肉眼的血尿 98

■ め ■

滅菌状態 42

■ も ■

目的志向型 3, 4

224

索　引

問題志向型　3

■　や　■

夜間多尿　27, 70
夜間尿量　75
夜間排尿インデクス　90
夜間頻尿　27, 60, 62, 68
薬剤師　144
薬剤性多尿　71
薬剤性の排尿障害　23
薬剤性膀胱障害　106
薬剤の影響　2

■　ゆ　■

ユーリンパン　74
ユリーフ（**シロドシン**）
　59, 64, 124

■　よ　■

腰痛予防　168, 180

腰背部痛　46
抑制寝巻　155
予防的スキンケア　194

■　ら　■

ラキソベロン（**ピコスルファー
ト**）134
ラメルテオン　80

■　り　■

理解基盤　116
立体ギャザーの役割　187, 188
リドカイン（**キシロカイン**）ゼ
　リー　33
利尿薬　2, 119
リフト　168
両下肢屈曲　183
両股関節の屈曲・外転・外旋位
　183
両面吸収パッド　188

リラックスできる環境作り
　180
リリアム　68
リリカ（**プレガバリン**）119

■　る　■

ルネスタ（**エスゾピクロン**）
　80
ルビプロストン　134

■　れ　■

レッグバッグ　32
レビー小体型認知症　203, 212

■　ろ　■

ロゼレム（**ラメルテオン**）80

■　わ　■

和式生活環境　162

（**太字**は薬の一般名称）

225

在宅医療の技とこころ
在宅医療の排尿管理と排泄ケア　　　　　　　　　　ⓒ 2018

　　　　　　　　　定価（本体 3,200 円＋税）

2018 年 5 月 16 日　1 版 1 刷

　　　　　　　　島﨑　亮司
　　編著者　　浜田きよ子

　　発行者　　株式会社　南　山　堂
　　　　　　　代表者　鈴木幹太

〒 113-0034　東京都文京区湯島 4 丁目 1-11
TEL　編集（03）5689-7850・営業（03）5689-7855
　　　　　振替口座　00110-5-6338

ISBN 978-4-525-35121-2　　　　　　　　　　Printed in Japan

本書を無断で複写複製することは，著作者および出版社の権利の侵害となります．
JCOPY　＜（社）出版者著作権管理機構　委託出版物＞
本書の無断複写は著作権法上での例外を除き禁じられています．複写される場合は，そのつど事前に，（社）出版者著作権管理機構（電話 03-3513-6969，FAX 03-3513-6979，e-mail: info@jcopy.or.jp）の許諾を得てください．
スキャン，デジタルデータ化などの複製行為を無断で行うことは，著作権法上の限られた例外（私的使用のための複製など）を除き禁じられています．業務目的での複製行為は使用範囲が内部的であっても違法となり，また私的使用のためであっても代行業者等の第三者に依頼して複製行為を行うことは違法となります．

在宅医療の **技とこころ**　　　　好評発売中！

在宅医療 臨床入門 改訂2版
和田 忠志 著　　　◎A5判　137頁　◎定価（本体2,200円＋税）

チャレンジ！ 在宅がん緩和ケア 改訂2版
平原 佐斗司・茅根 義和 編著　　　◎A5判　289頁　◎定価（本体3,600円＋税）

在宅栄養管理 －経口から胃瘻・経静脈栄養まで－ 改訂2版
小野沢 滋 編著　　　◎A5判　273頁　◎定価（本体3,600円＋税）

在宅で褥瘡に出会ったら 改訂2版
鈴木 央 編著　　　◎A5判　187頁　◎定価（本体3,000円＋税）

認知症の方の在宅医療 改訂2版
苛原 実 編著　　　◎A5判　243頁　◎定価（本体3,400円＋税）

"口から食べる"を支える 在宅でみる摂食・嚥下障害，口腔ケア
新田 國夫 編著　　　◎A5判　182頁　◎定価（本体3,000円＋税）

チャレンジ！ 非がん疾患の緩和ケア
平原 佐斗司 編著　　　◎A5判　234頁　◎定価（本体3,400円＋税）

リハビリテーションとしての在宅医療
藤井博之・山口 明・田中久美子 編著　　　◎A5判　213頁　◎定価（本体3,200円＋税）

在宅薬剤管理入門 コミュニティ・ファーマシストの真髄を求めて
和田 忠志・川添 哲嗣 監修　　　◎A5判　241頁　◎定価（本体3,000円＋税）

骨・関節疾患の在宅医療
苛原 実 編著　　　◎A5判　230頁　◎定価（本体3,500円＋税）

小児の訪問診療も始めるための29のポイント
前田浩利・田邊幸子 編著　　　◎A5判　244頁　◎定価（本体3,400円＋税）

在宅医療の排尿管理と排泄ケア
島﨑亮司・浜田きよ子 編　　　◎A5判　225頁　◎定価（本体3,200円＋税）

詳しい内容については，弊社ホームページをご覧ください．http://www.nanzando.com/